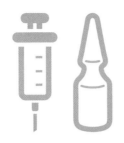

# 麻酔科で使う薬の疑問

## 58

**編集**
## 山本達郎
熊本大学 教授

文光堂

## ■ 編集

山本 達郎　熊本大学医学部麻酔科学教室　教授

## ■ 執筆（執筆順）

山本 達郎　熊本大学医学部麻酔科学教室　教授
伊吹 京秀　京都府立医科大学麻酔科学教室　講師
藤本 昌史　医療法人財団 聖十字会 西日本病院麻酔科
北島 治　日本大学医学部麻酔科学系麻酔科学分野
原 哲也　長崎大学医学部麻酔学教室　教授
石﨑 泰令　長崎大学医学部麻酔学教室
一ノ宮 大雅　長崎大学医学部麻酔学教室
垣花 学　琉球大学大学院医学研究科麻酔科学講座　教授
金城 健大　琉球大学医学部附属病院集中治療部
岡本 浩嗣　北里大学医学部麻酔科学教室　主任教授
安達 健　北里大学医学部麻酔科学教室
中尾 慎一　近畿大学医学部麻酔科学講座　主任教授
長谷川 麻衣子　鹿児島大学医学部麻酔・蘇生学講座　准教授
飯島 毅彦　昭和大学歯学部全身管理歯科学講座歯科麻酔科学部門　教授
中本 達夫　関西医科大学麻酔科学講座　診療教授
河本 昌志　広島大学大学院医歯薬保健学研究科麻酔蘇生学　教授
安田 季道　広島大学大学院医歯薬保健学研究科麻酔蘇生学
松永 明　鹿児島大学病院手術部　部長
澤村 成史　帝京大学医学部麻酔科学講座　主任教授
長谷 洋和　帝京大学医学部麻酔科学講座　講師
原 芳樹　帝京大学医学部麻酔科学講座　准教授
平田 直之　札幌医科大学医学部麻酔科学講座　講師
杉田 道子　熊本大学医学部麻酔科学教室　准教授
藤原 祥裕　愛知医科大学医学部麻酔科学講座　教授
松本 美志也　山口大学大学院医学系研究科医学専攻麻酔・蘇生学講座　教授
山下 理　山口大学大学院医学系研究科医学専攻麻酔・蘇生学講座
稲垣 喜三　鳥取大学医学部麻酔・集中治療医学分野　教授
鈴木 孝浩　日本大学医学部麻酔科学系麻酔科学分野　主任教授
小西 純平　日本大学医学部麻酔科学系麻酔科学分野
山本 舞　日本大学医学部麻酔科学系麻酔科学分野
隈元 泰輔　熊本大学医学部麻酔科学教室
佐倉 伸一　島根大学医学部附属病院手術部　教授
原 かおる　松江生協病院麻酔科
山口 重樹　獨協医科大学医学部麻酔科学講座　主任教授
生田 義浩　熊本大学医学部麻酔科学教室　講師
水野 圭一郎　福岡市立病院機構 福岡市立こども病院手術・集中治療センター　診療統括部長

# 序　文

　麻酔科領域で使用される薬物の種類は多くはありませんが，手術中の患者様の急激な変化に対応するために，適切な薬物を適切な時期に投与することが必要となってきます．このようなことができるようになるには，十分な薬物の知識を持つことが必要となります．さらに適応症・禁忌など，実際に使用する際に問題となる点も理解しておくことが必要です．

　このような対応が可能となるように，研修医・若手麻酔科医を対象として，麻酔科で使用する薬物の使用時の問題点を解決するための本を刊行することになりました．本書では，麻酔科でよく使用する薬物の知識を深め，さらに薬物への疑問に答え，実際の臨床使用時に役立つ本となるように企画いたしました．特に理解しやすさを狙って，Q&A形式といたしました．また作用機序・薬物動態などの基礎的な知見と，実際に使用する際の注意事項などをコンパクトにまとめるように留意しました．

　項目には，基本的な事項から，麻酔の実臨床を行っているときに疑問となりそうな"チョットした"項目まで，読者が興味を持てそうなものを取り上げました．そのため，取り上げた薬物は多少の偏りがあるかと思います．さらに，ほかの薬の解説本とは一味違った内容となっているところもあると思います．ただこのような内容になった理由は，ここで述べました通り「実臨床で役立つ内容を盛り込みたい」の一言に尽きます．

　本書が，少しでも研修医・若手麻酔科医の日常臨床で感じる薬の疑問に答え，麻酔の魅力を感じる手助けとなることを希望しております．

　　平成30年5月吉日

　　　　　　　　　　　　　　　　　　　　　　　　　　　　山本達郎

# CONTENTS

## I章 基礎編：作用機序はどうなっているの？

- Q1 揮発性吸入麻酔薬はどうして効くの？ ………… 2
- Q2 笑気の使用頻度が減ってきた原因は？ ………… 4

**[鎮静薬]**
- Q3 超短時間作用型バルビツール酸系薬物はどうして覚めるの？ ……8
- Q4 プロポフォールが持続投与で使われる理由は？ ………… 11
- Q5 ベンゾジアゼピン系の特徴は？ ………… 14
- Q6 ケタミンは，ほかの鎮静薬とどこが違うの？ ………… 18
- Q7 デクスメデトミジンの適応は？ ………… 21

**[鎮痛薬]**
- Q8 オピオイド受容体（$\mu$, $\kappa$, $\delta$受容体）の特徴は？ ………… 24
- Q9 非ステロイド系消炎鎮痛薬の良い点，悪い点は？ ………… 28
- Q10 アセトアミノフェン，非ステロイド系消炎鎮痛薬との違いは？ ………… 32

**[筋弛緩薬]**
- Q11 脱分極性筋弛緩薬の作用部位は？ ………… 36
- Q12 非脱分極性筋弛緩薬の種類と特徴は？ ………… 39
- Q13 筋弛緩拮抗薬の作用機序は？ ………… 43
- Q14 筋弛緩薬のモニター法は？ ………… 47

**[心血管作動薬]**
- Q15 $\alpha$刺激薬と$\beta$刺激薬の特徴は？ ………… 51
- Q16 ホスホジエステラーゼⅢ阻害薬の特徴は？ ………… 55

**[冠動脈拡張薬]**
- Q17 硝酸薬はどのように冠動脈を拡張するの？ ………… 58
- Q18 ニコランジルは硝酸薬とどこが違うの？ ………… 61

**[降圧薬]**
- Q19 カルシウム拮抗薬はどのようなカルシウムチャネルに作用するの？ ………… 63

[抗不整脈薬]
- Q20 βブロッカーの適応は？ ... 66
- Q21 降圧薬で使うカルシウム拮抗薬と抗不整脈薬として使うカルシウム拮抗薬はどこが違うの？ ... 70
- Q22 アトロピンの作用機序と，適応は？ ... 74
- Q23 局所麻酔薬の作用機序は？ ... 78

[輸液製剤]
- Q24 リンゲル液は，点滴後にどこに分布するの？ ... 82
- Q25 代用血漿には，どのような種類があるの？ ... 87

[抗凝固薬・抗血小板薬]
- Q26 凝固系はどうなっているの？ ... 91
- Q27 ワルファリンは凝固系のどこに効くの？ ... 95
- Q28 Xa因子阻害薬の特徴は？ ... 99
- Q29 アスピリンの作用の特徴と，適応は？ ... 103

## II章　応用編：どのように使うの？

- Q30 肝機能障害時にどのように薬を使うの？ ... 108
- Q31 腎機能障害時にどのように薬を使うの？ ... 112
- Q32 吸入麻酔薬はどのように使い分けるの？ ... 116
- Q33 揮発性麻酔薬と静脈麻酔薬はどのように使い分けるの？ ... 121
- Q34 麻酔導入時の鎮静薬は，どのように使い分けるの？ ... 125
- Q35 TIVA or VIMA，それぞれの利点は？ ... 129
- Q36 局所麻酔時の鎮静はどのようにするの？ ... 133
- Q37 硬膜外麻酔時の局所麻酔薬の使い分けは？ ... 137
- Q38 TAPブロック時の局所麻酔薬の使い分けは？ ... 140
- Q39 笑気を使用すべき状況は？ ... 143
- Q40 フェンタニルとレミフェンタニル，使い分けは？ ... 147
- Q41 筋弛緩薬の使い分けは？ ... 153
- Q42 筋弛緩薬の効果はどのように評価するの？ ... 157
- Q43 筋緊張性ジストロフィー患者での筋弛緩薬の使用は？ ... 160

- Q44 重症筋無力症患者での筋弛緩薬の使用は？ ... 163
- Q45 エフェドリン or ネオシネジン, どのように使い分けるの？ ... 166
- Q46 人工心肺離脱時の循環作動薬に何を使用するのか？ ... 169
- Q47 心臓血管外科手術の循環作動薬は，単剤 or 多剤併用？ ... 173
- Q48 OPCAB 時に使用するのは, ネオシネジン or ノルアドレナリン？ ... 177
- Q49 硝酸薬 or ニコランジル，どのように使い分けるの？ ... 181
- Q50 周術期の抗凝固薬対策は？ ... 184
- Q51 術後痛管理に何を使用すべきか？ オピオイド鎮痛薬 or NSAIDs or アセトアミノフェン？ ... 188
- Q52 オピオイド鎮痛薬と NSAIDs, アセトアミノフェンは併用すべきか ... 192
- Q53 硬膜外鎮痛による術後痛管理にオピオイド鎮痛薬を使用すべきか ... 197
- Q54 術中のアナフィラキシーショック，原因は何を考えるか？ ... 200
- Q55 高齢者での薬物使用の注意点は？ ... 204
- Q56 新生児での薬物使用の注意点は？ ... 207
- Q57 幼児での薬物使用の注意点は？ ... 212
- Q58 妊婦での薬物使用の注意点は？ ... 217

索引 ... 221

---

著者，編集者，監修者ならびに弊社は，本書に掲載する医薬品情報等の内容が，最新かつ正確な情報であるよう最善の努力を払い編集をしております．また，掲載の医薬品情報等は本書出版時点の情報等に基づいております．読者の方には，実際の診療や薬剤の使用にあたり，常に最新の添付文書等を確認され，細心の注意を払われることをお願い申し上げます．

# I章 基礎編：作用機序はどうなっているの？

● I章　基礎編：作用機序はどうなっているの？

# Q1 揮発性吸入麻酔薬はどうして効くの？

## A

### 1. 揮発性吸入麻酔薬の現状[1]

- 揮発性吸入麻酔薬は，ジエチルエーテルに始まり，メトキシフルラン，ハロタン，イソフルラン，セボフルラン，デスフルランなど多くの種類があります．
- この中では，ジエチルエーテルは引火性のため，メトキシフルランは腎毒性（生体内で代謝され，無機フッ素を生じる）のため，ハロタンは肝毒性のため臨床使用されなくなりました．
- これらの問題から，揮発性吸入麻酔薬は引火性がなく，生体内で代謝されない薬物が開発されてきました．
- さらに，麻酔の導入・覚醒が早い薬物が開発され，最近は主にセボフルランとデスフルランが使用されています．
- メトキシフルラン，ハロタン，イソフルラン，セボフルラン，デスフルランは，いずれも**フッ素化合物**です．

### 2. 揮発性吸入麻酔薬の作用機序研究の変遷

- 19世紀後半～20世紀初頭にかけて，吸入麻酔薬の強さとオリーブ油への溶けやすさに相関があることから，リポイド説が発表されました．
- 最小肺胞濃度 minimum alveolar concentration；MAC と油/ガス分配係数の間には強い相関がみられることが報告されました[2]．
- 揮発性吸入麻酔薬には加圧により覚醒する圧拮抗が存在します．この現象を説明するために，「生体膜の体積が膨張すると麻酔状態となり，加圧により圧縮され生体膜が元に戻れば覚醒する」とする臨界容量仮説が発表されました．
- 一方，臨床使用濃度の吸入麻酔薬は，脂質膜の物性や構造に影響を与えないことが報告され，上記の説による作用機序が説明困難であることが報告され

ました[3,4].
- 吸入麻酔薬の作用機序として，各種チャネル・受容体が注目されるようになりました．この中には，**γアミノ酪酸 gamma-aminobutyric acid；GABA受容体・ナトリウムチャネル**などが含まれます[5-7].

### 3. 作用機序の理解の現状

- 前述の通り，現在でもすべての現象を矛盾なく説明できるものはありません．
- 中脳網様体や大脳皮質などの**上行性網様体賦活系の抑制が重要**と考えられていますが，いまだ不明の点が多いです．
- MACと関連する作用が上位中枢を介するものではなく，脊髄を介することも明らかになってきています．したがって，MACと脳波の変化とは一致しません．今後のさらなる研究が必要です．

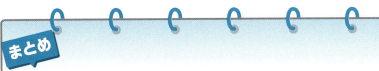

**まとめ**

1. 揮発性吸入麻酔薬の作用機序は多くの仮説が報告されてきていますが，いまだに明らかになっていません．今後の研究が待たれます．

(山本達郎)

### ●文献

1) 谷藤泰正，ほか：MACからみた吸入麻酔薬の作用機序．日本臨床麻酔学会誌，32, 151-8, 2012
2) Tanifuji Y, et al：Some characteristics of an exceptionally potent inhaled anesthetic: thiomethoxyflurane. Anesth Analg, 56：387-90, 1977
3) Franks NP, et al：Where do general anesthetics act? Nature, 274：339-42, 1978
4) Franks NP, et al：The structure of lipid bilayers and the effects of anesthetics. An x-ray and neutron diffraction study. J Mol Biol, 133：469-500, 1979
5) Langmoen IA, et al：Volatile anaesthetics：cellular mechanisms of action. Eur J Anaesthesiol, 12：51-8, 1995
6) Kotani N, et al：The effects of volatile anesthetics on synaptic and extrasynaptic GABA-induced neurotransmission. Brain Res Bull, 93：69-79, 2013
7) Hemmings HC Jr：Sodium channels and the synaptic mechanisms of inhaled anaesthetics. Br J Anaesth, 103：61-9, 2009

● I章　基礎編：作用機序はどうなっているの？

# Q2　笑気の使用頻度が減ってきた原因は？

## A

### 1．笑気とは？

- 笑気は，亜酸化窒素（$N_2O$）です．添付文書上の適応は全身麻酔と鎮痛となっています．
- 吸入開始直後は肺胞から大量に吸収されますが，時間とともに急速に減少します．20〜30分で飽和に達します．また生体内代謝率は0.002％ときわめて微量です．血液／ガス分配係数は0.47と小さいため，麻酔の導入・覚醒が速やかです．
- 最小肺胞濃度 minimum alveolar concentration；MAC は 104％ と大きいため，笑気単独での麻酔は不可能で，**ほかの麻酔薬の補助的な役割**を担います．
- 急速に平衡状態に達し**麻酔の導入・覚醒が早い薬物**であり，さらに生体内代謝率が低い，理想的な吸入麻酔薬です．
- 添付文書上の慎重投与は，ビタミン $B_{12}$ 欠乏症患者，造血機能障害のある患者，体内に閉鎖腔のある患者と限られています．特に禁忌はありません．また，妊婦（3ヵ月以内）・産婦，授乳婦への投与に関する注意でも，ラットによる動物実験で催奇形作用が報告されているために注意が書かれているだけです．高齢者でも使用可能です．
- 健忘作用が強いことが報告されており[1]，笑気を併用することにより術中覚醒の予防効果が指摘されてもいます．このように，笑気を併用することでメリットも多いですが[2]，最近使用量は激減してきています．

### 2．笑気使用の現状

- 熊本大学での笑気の使用量を**図1**に示します．1990年には全身麻酔症例のうち93％の症例で使用していました．2000年頃から急激に症例数が減少

● Q2 笑気の使用頻度が減ってきた原因は？

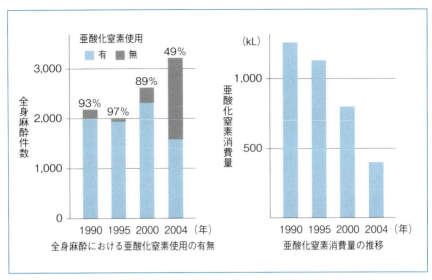

図1 熊本大学医学部附属病院における笑気使用量の推移

し，2004年には49％の症例のみで使用されています．症例数の減少に伴い，使用量も急激な減少がみられます．
- 2009〜2017年では症例数に大きな変化はなく，毎年180件程度の症例で使用されているだけで，総使用量は平均9.48 kL/年となっています．ほとんどが小児の麻酔導入時に使用されているだけで，1症例あたり52 Lしか使用されていません．
- 2007年にレミフェンタニルが導入されてからは，**笑気による鎮痛を期待する必要がなくなっています**．

## 3. 笑気のデメリット・メリット

- 2007年に報告された大規模研究（笑気使用患者：1,015人，不使用患者：997人）では，笑気を使用した患者で嘔気・嘔吐が有意に多く，さらに手術部位感染，呼吸器系合併症などが多くなることが報告されました．この研究では，吸入酸素濃度に大きな差がありました[3]．
- 同じグループが2014年に冠動脈リスクを有する患者を対象に，吸入酸素濃度を同じにした無作為化単盲検の大規模研究（笑気使用患者：3,543人，不使用患者：3,483人）を行っています[4]．この研究では，両群間に死亡率な

ど重篤な合併症・手術部位感染に差は認められませんでした．嘔気・嘔吐は笑気使用患者（使用患者：15%，不使用患者：11%）で有意に多かったですが，**制吐薬で十分にコントロール可能**であることが示されました[5]．この研究の結論としては，**笑気に大きな利点はありません**が，揮発性吸入麻酔薬の使用量を減らすことはできることが示されています．これらの結果から，笑気の使用を毛嫌いする必要はないと思われます．

- 笑気の医療経済上のメリットを指摘している論文もあります．笑気の薬価は3.5円/gで，2L/分で使用すると830円/時になります．レミフェンタニルの後発医薬品の薬価は，1,114円/2mgで，笑気に医療経済上の大きなメリットはないように思います．

### 4．笑気と地球温暖化

- 笑気は強烈な温室効果ガスです．2005年では全病院で859.4トンの笑気が使用されていました．これを$CO_2$排出量に換算すると26.6万トンになります．このように，笑気は地球温暖化を進めていました．2008年に日本医師会は「病院における地球温暖化対策自主行動計画」を発表しています．この中で温暖化防止のため使用量を減らすことを推奨しています．**温暖化対策を進めるために，笑気を使用しない方向に進むことは正しいことだと言えます．**

### 5．臨床使用時の注意点

- 閉鎖腔に移行するため，気管内チューブのカフにも移行しカフ圧が高まります．このため，カフの変形，破裂，その他のトラブルの可能性があります[2]．
- 笑気自体は不燃性で，室温では化学的に不活性ですが，**支燃性があります**．笑気が高濃度にあり，かつ可燃物がある場合は電気メスなどの火気を使用しないように注意がなされています．麻酔科学会のガイドラインでは，レーザー手術は使用しないほうがよいとされています．
- 笑気により嘔気・嘔吐の率はわずかですが有意に上昇しますので，嘔気・嘔吐のハイリスク群には使用しないほうがよいとされています．使用に際しては，制吐薬の使用は必要です[5]．

● Q2 笑気の使用頻度が減ってきた原因は？

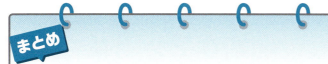

**まとめ**

1. 使用による患者へのデメリットに嘔気・嘔吐がありますが，制吐薬で予防可能です．その他に大きなデメリットはなく，術中覚醒の予防効果もあります．
2. 地球温暖化作用が強く，日本医師会は使用量を減らすように推奨しています．

（山本達郎）

● 文献

1) Alkire MT, et al：Relative amnesic potency of five inhalational anesthetics follows the Meyer-Overton Rule. Anesthesiology, 101：417-29, 2004
2) 萬家俊博：全身麻酔における亜酸化窒素（笑気）の有用性．日本臨床麻酔学会誌，26：665-70, 2006
3) Myles PS, et al：Avoidance of nitrous oxide for patients undergoing major surgery. a randomized controlled trial. Anesthesiology, 107：221-31, 2007
4) Myles PS, et al：The safety of addition of nitrous oxide to general anaesthesia in at-risk patients having major non-cardiac surgery（ENIGMA-II）: a randomized, single-blind trial. Lancet, 384：1446-54, 2014
5) Myles PS, et al：Severe Nausea and Vomiting in the Evaluation of Nitrous Oxide in the Gas Mixture for Anesthesia II Trial. Anesthesiology, 124：1032-40, 2016

[鎮静薬]

# Q3 超短時間作用型バルビツール酸系薬物はどうして覚めるの？

## 1. バルビツール酸系薬物とは？

- バルビツール酸系薬物の鎮静作用の機序は，ほかの多くの鎮静薬と同様にγアミノ酪酸 gamma-aminobutyric acid；GABA受容体と結合し，GABAの薬理作用を増強することによると考えられています．
- バルビツール酸系薬物は，作用持続時間により超短時間作用型（5〜15分），短時間作用型（3〜8時間），長時間作用型（数日）に分類されます．
- 超短時間作用型バルビツール酸系薬物として現在使用できる薬物には，チオペンタール（ラボナール®），チアミラール（イソゾール）があります．
- 超短時間作用型の臨床上の用途は，全身麻酔の導入などです．静脈内投与後の作用発現は大変早いです．
- 製剤は，添付されている日局注射用水20 mLにて溶解して使用します．注射液の浸透圧比は0.7とやや低張です．pHは10.5〜11.5とアルカリ性です．そのため，**皮下に漏れると壊死を**起こすことがあります．投与時には注意が必要です．
- 添付文書上，筋肉内投与も可能ですが，「やむを得ない場合にのみ，必要最少限度に行うこと」となっています．

## 2. 超短時間作用型バルビツール酸系薬物の薬物動態の特徴

- プロポフォールのところでも述べますが，投与持続時間と持続投与中止後の血漿濃度が半減するのにかかる時間との関係を示す指標 context-sensitive half time；CSHTがあります．
- 超短時間作用型のバルビツール酸系薬物は投与持続時間が延びるに従って急速にCSHTが延長していくことが知られています．このことは，**長期に持続投与を行うと覚醒までに要する時間が急速に延長**することを意味し，持続投

与する薬物としては不適当な薬物です．

## 3. 作用持続時間が短いメカニズム

- プロポフォールと同様に，単回投与では作用発現が早くしかも作用持続が短いにもかかわらず，超短時間作用型バルビツール酸系薬物はなぜ持続投与に向かないのでしょうか．単回投与で覚醒が早いメカニズムは，**投与された薬物が再分布することが原因**と考えられています．
- 静脈内投与された薬物は，最初に血管内に分布します．バルビツール酸系薬物は，血管が豊富な組織である脳内と平衡に達し，鎮静作用の作用部位である脳内の薬物濃度は急激に高くなります．この結果，投与から作用発現までにかかる時間はごく短くなります．
- バルビツール酸系薬物は，次第に血流が少ない組織にも分布するようになります．代表的な組織に筋肉があります．筋肉への薬物分布の結果，血中濃度は下がります．時間とともに，さらに血流の少ない脂肪組織にも分布するようになります．このためさらに血中濃度が下がり，結果として脳内濃度はいっそう下がることになり，覚醒することとなります．
- このように単回投与された超短時間作用型バルビツール酸系薬物は，薬物が代謝されることなしに急速に血中濃度が低下し，結果として鎮静効果がなくなります．
- このメカニズムからわかることは，バルビツール酸系薬物が代謝されるのではなく再分布することにより，鎮静効果が消失します．したがって，**長期に持続投与すると薬物は体内に蓄積され**，投与を中止しても覚醒までに長い時間を要するようになってしまいます．一方，プロポフォールは代謝されることにより血中濃度が減少します．
- このように鎮静作用が類似しているようにみえるプロポフォールと超短時間作用型バルビツール酸系薬物は，その性質の違いにより持続投与に向くプロポフォールと向かない超短時間作用型バルビツール酸系薬物に分かれてしまいます．

●Ⅰ章 基礎編：作用機序はどうなっているの？

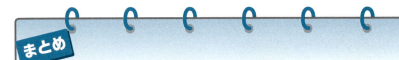

1. 超短時間作用型バルビツール酸系薬物は，薬物の再分布により急速に血中濃度が下がります．このために，作用持続は短くなります．
2. 覚醒しても，体内には薬物は残っています．ゆっくりと排泄されていきます．
3. CSHTは持続投与時間が延びると急速に延長します．このため，持続投与には向きません．

（山本達郎）

[鎮静薬]

## 4　プロポフォールが持続投与で使われる理由は？

### 1．プロポフォールとは

- プロポフォールは，麻酔導入以外に麻酔の維持に頻用される鎮静薬です．
- 作用機序は，中枢神経系のγアミノ酪酸A gamma-aminobutyric acid A；GABA-A受容体を活性化させることによると考えられています．
- プロポフォールは水にはほとんど溶けないため，**脂肪乳剤に懸濁**されています．

### 2．プロポフォールの適応

- 全身麻酔の導入および維持，集中治療における人工呼吸中の鎮静が保険適用となっています．
- 全身麻酔の維持には4〜10 mg/kg/時が必要ですが，集中治療部での鎮静には0.3〜3.0 mg/kg/時で鎮静が得られます．このように使用する場所，使用時のストレス度で必要な投与量は大きく異なります．

### 3．薬物動態上の特徴[1,2]

- プロポフォールの血中濃度は，報告されている薬物動態のパラメータを用いて予想することができます．
- 鎮静作用発現の効果部位は中枢神経系です．中枢神経系での濃度（効果部位濃度 effect-site concentration）は，中枢神経系への薬物の供給量（心拍出量・脳血流量に依存）と薬物の物理化学的性質（脂溶性，蛋白結合率，イオン化の程度など）による血液脳関門の通過しやすさに依存していると考えられています．
- 現在の技術では実際の効果部位での濃度を測定することはできませんが，臨床上の効果を評価することにより効果部位濃度の変化を予想することができます．この結果から，効果部位における薬物動態のパラメータを推定できる

ようになります．このように，**薬物動力学的なモデルを用いて効果部位濃度を推定**します．
- これらの薬物動態のパラメータは，健常人で測定されたデータをもとに算出されています．**あくまで健常人のデータをもと**にしていますので，過度の肥満患者などは含まれていません．また個人差も存在します．
- どのような患者でも高い正確性をもって血中濃度・効果部位濃度を予想することは困難です．そのため，常に計算された効果部位濃度と臨床効果を比較して，効果部位濃度の妥当性を評価し，患者に合った効果部位濃度で投与する必要があります．
- 臨床効果は，bispectral index（BIS）モニターなどを用いて鎮静度を把握することにより評価します．

### 4．薬物代謝経路

- プロポフォールは，主にグルクロニル転移酵素によるグルクロン酸抱合で代謝されます．
- プロポフォール単回投与時の体内動態は3-コンパートメントモデルに適合しています．プロポフォールの消失半減期は，51分と報告されています．
- 超短時間作用型バルビツール酸系薬物のところでも述べましたが，context-sensitive half time；CSHTは一定の濃度を維持するために持続投与したとき，投与中止後の血漿濃度が半減するのにかかる時間です．CSHTは持続投与を行った時間により変化します．薬物代謝が遅い薬物は，持続投与時間が長くなるとCSHTも長くなります．
- 薬物が分解されにくく，主に再分布することにより血中濃度が低下するバルビツール酸系の薬物は，投与中止時に体内に多くの薬物が残存することになります．このため，持続投与時間が長くなるほどCSHTは長くなります．
- 2時間，あるいは6時間の持続投与をした場合，CSHTは，チオペンタールではそれぞれ100分，160分と大きく延長します．
- 薬物が比較的に早く代謝される**プロポフォールは，投与持続時間に関係なくCSHTは大きく変化しません**．2時間，6時間の持続投与でもそれぞれ20分，30分程度と，大きな変化はみられません．
- 持続投与してもプロポフォールはCSHTの変化が少ない，持続投与できる臨床で使用しやすい薬物です．

## 5. 長期投与の問題点

- 原因ははっきりしていませんが，集中治療中の鎮静にプロポフォールを使用した小児の鎮静時に，死亡が報告されています．このため，集中治療における小児への使用は禁忌となっています．

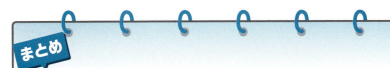

**まとめ**

1. プロポフォールは，GABA-A 受容体を活性化することにより，鎮静作用を発揮します．
2. プロポフォールはその代謝が比較的早く，投与時間が長くなっても CSHT がほぼ一定です．このため，持続投与に適しています．

（山本達郎）

### ●文献

1) Absalom AR, et al：Pharmacokinetic models for propofol – defining and illuminating the devil in the detail. Br J Anaesth, 103：26-37, 2009
2) Bienert A, et al：Potential pitfalls of propofol target controlled infusion delivery related to its pharmacokinetics and pharmacodynamics. Pharmacol Rep, 64：782-95, 2012

[鎮静薬]

## Q5 ベンゾジアゼピン系の特徴は？

### 1. 製剤の特徴

- ベンゾジアゼピン系鎮静薬は，入眠導入薬・催眠鎮静薬として広く使用されています．
- ベンゾジアゼピン系の薬物は多くは水溶性でないため，注射薬は多くありません．麻酔科領域で使用されているものでは，ミダゾラム，ジアゼパム，フルニトラゼパムなどしかありません（図1）．
- ジアゼパムでは注射薬とするために，添加物としてベンジルアルコール，プロピレングリコール，無水エタノールなどが使用されています．pHは調整され6.0～7.0となっていますが，浸透圧比は生理食塩水に対して約30と高浸透圧です．このため添付文書上では筋肉内投与・静脈内投与ができますが，筋肉内投与は「やむを得ない場合にのみ，必要最小限に行うこと」とされています．静脈内投与でも細い静脈内に注射した場合は血栓性静脈炎を起こすおそれがあります．もしも動脈内に誤投与した場合は，末梢の壊死を起こすおそれがあります．
- ミダゾラムの浸透圧比は約1に調整されていますが，溶解するためにpHは2.8～3.8と酸性に調整されています．pHが高くなると，沈殿や白濁を生じます．

### 2. 作用機序

- 代表的な抑制性の神経伝達物質にγアミノ酪酸 gamma-aminobutyric acid；GABAがあります．GABAの受容体にはGABA-A受容体とGABA-B受容体があります．**この中のGABA-A受容体にベンゾジアゼピン受容体があります．**
- ベンゾジアゼピン受容体に薬物が結合すると，GABA-A受容体のGABAの親和性が増し，結果としてGABAの作用が増強します．このメカニズムによっ

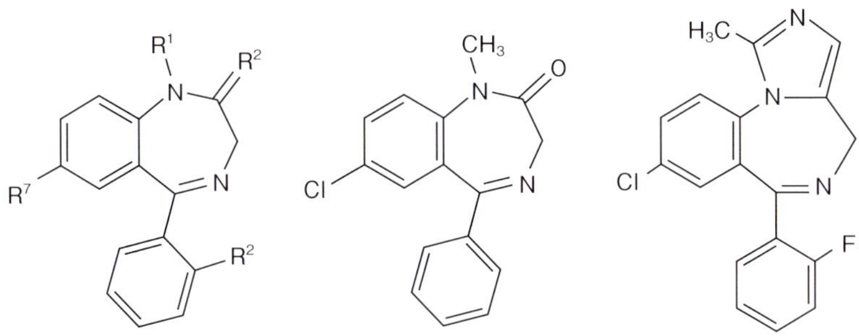

● Q5 ベンゾジアゼピン系の特徴は？

図1 ベンゾジアゼピン系薬物の構造式

て鎮静作用が発揮されていると考えられています．
- ベンゾジアゼピン受容体の拮抗薬にフルマゼニルがあります．フルマゼニル投与によりベンゾジアゼピン系薬剤による鎮静を解除することができます．

## 3. 代 謝

- ミダゾラム，ジアゼパムなどはCYP3A4で代謝されます．このためCYP3A4を阻害する薬物（ヒト免疫不全ウイルスhuman immunodeficiency virus；HIVプロテアーゼ阻害薬）との併用が禁忌となっています．
- **静脈内投与時の消失半減期は長く**，ジアゼパムでは9〜96時間です．短いとされるミダゾラムでも1.8〜6.4時間と長く，臨床使用時は注意が必要です．高齢者は若年者の2倍の長さの半減期となることに注意する必要があります．
- フルマゼニルの未変化体の消失半減期は49〜52分で，ほかのベンゾジアゼピン系薬物の半減期より短いです．そのため，**フルマゼニル投与により患者が覚醒した後もベンゾジアゼピン系薬物の作用が再発現する可能性**があるので注意が必要です．

## 4. 臨床使用

- **麻酔前投薬，麻酔導入・維持，集中治療における人工呼吸中の鎮静**に用いられています．

● I章　基礎編：作用機序はどうなっているの？

- 小児に対する前投薬として用いる場合は，経口投与されることが多いです．
- ジアゼパムは経口用の製剤が発売されていますが，ミダゾラムの経口製剤は発売されていません[1]．
- ミダゾラムを経口投与する場合は，その味が苦いことが問題です．このためシロップやジュースと混ぜる，またキャンデーとして投与するなどさまざまな工夫が報告されています[2]．
- ミダゾラムの投与量は年齢により異なります．1〜6歳児では，麻酔導入前10〜30分に0.2〜1.0 mg/kg（最大20 mg）を経口投与します．6ヵ月〜16歳児では年少ほど回復が早いことが知られています．添付文書上，筋肉内投与による前投薬では，成人では0.08〜0.10 mg/kgを，小児には0.08〜0.15 mg/kgを投与するとされています[2]．
- ジアゼパムの経口投与では，麻酔科学会のガイドラインによると小児に対し通常0.5 mg/kgを投与し，最大では10〜15 mg投与とされています．成人では，添付文書上5〜10 mgを手術前に経口投与するとされています[1]．
- 麻酔導入などの鎮静には，成人にはミダゾラム0.15〜0.30 mg/kgを静脈内に投与します．小児では，0.15 mg/kgの投与とされていますが，症例によっては0.6 mg/kgの投与によっても適切な麻酔導入が得られない場合が報告されています．
- このように，小児では成人に比較して必要量が多くなります．

### 5. これからのベンゾジアゼピン系薬物

- 前述の通り，ベンゾジアゼピン系の薬物には水溶性のものは多くありません．また消失半減期は長いです．これらの欠点を克服した薬物であるレミマゾラムの臨床治験が行われています．
- レミマゾラムはベシル酸塩として臨床応用されています．このため水溶性です．
- 主に肝臓の組織エステラーゼにより速やかに分解され，ベンゾジアゼピン受容体の親和性が1/300の代謝産物になります．
- 持続投与可能なベンゾジアゼピン系薬物として期待されます．

● Q5 ベンゾジアゼピン系の特徴は？

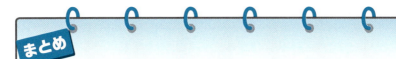

**まとめ**

1. GABA-A 受容体を活性化して，鎮静作用を発揮しています．
2. 多くのベンゾジアゼピン系薬物は消失半減期が長く，使用時には注意する必要があります．
3. 年齢により必要量が異なり，小児では成人に比較して必要量が多いです．

（山本達郎）

●文献
1) 日本麻酔科学会：ジアゼパム．麻酔薬および麻酔関連薬使用ガイドライン改訂第3版，408-10，2016
2) 日本麻酔科学会：ミダゾラム．麻酔薬および麻酔関連薬使用ガイドライン改訂第3版，442-4，2016

[鎮静薬]

# 6 ケタミンは，ほかの鎮静薬とどこが違うの？

- ケタミンは N メチル D アスパラギン酸 N-methyl-D-aspartic acid；NMDA 受容体拮抗作用のある鎮静薬です．
- 鎮痛効果が強い特徴があります．ほかの多くの鎮静薬と異なり循環系の抑制作用はありません．また，夢の中にいるような状態，幻覚あるいは興奮・錯乱状態などの覚醒時反応がみられる特徴があります．
- この特徴のため濫用されるようになり，オピオイド受容体に作用しないにもかかわらず「麻薬及び向精神薬取締法」上では麻薬扱いとなっています．

### 1．保険上定められた適応症

- ケタミンは，興奮性神経伝達物質であるグルタミン酸のイオンチャネル型受容体の 1 つの NMDA 受容体の拮抗薬です．ほかの多くの鎮静薬が抑制性神経伝達物質である GABA の受容体作動薬です．作用機序から考えても，**ほかの鎮静薬とは異なる特徴**を持つことが推察できます．
- 添付文書上，「手術，検査および処置時の全身麻酔および吸入麻酔の導入」が適応となっている薬物で，麻酔の導入・維持に用いられます．分泌物が増加することがあるので，アトロピンなどの前投薬が必要となります．
- 添付文書上の禁忌は，脳血管障害，高血圧，脳圧亢進症，心不全，痙攣の既往，外来患者となっています．

### 2．投与法

- ケタミンには，筋注用（50 mg/mL）と静注用（10 mg/mL）の製剤があります．
- 初回投与時は筋注では 5 ～ 10 mg/kg を，静注では 1 ～ 2 mg/kg を投与します．維持には必要に応じて初回量と同量または半量を投与します．筋注では 3 ～ 5 分で意識消失を来し，5 mg/kg 投与時の効果は 30 分程度持続しま

す．静注では1分以内に意識消失を来し，10 〜 20分持続します．
- ケタミン単独で麻酔を維持することは難しく，笑気などと併用することが多くなります．
- 適応ではありませんが，小児麻酔領域では前投薬として5 〜 6 mg/kgの経口投与を行うことがあります．ミダゾラム0.5 mg/kgの経口投与と同等の鎮静効果が得られることが知られています．また，5 〜 10 mg/kgの経直腸投与も行われることがあります．

### 3. 代謝経路は？

- 主に肝臓で**シトクロムP450によりノルケタミンになります**．ノルケタミンはケタミンの1/3 〜 1/5の麻酔作用があります．静注時の消失半減期は4時間です．

### 4. ケタミンの鎮静作用の特徴は？

- 15％前後の患者に，夢の中にいるような状態・幻覚あるいは興奮・錯乱状態などの覚醒時反応がみられます．このような作用により，**外国にて濫用・依存性が生じた報告があり**，濫用状態は国際的に悪化しています．このため，日本においては2007（平成19）年1月から麻薬及び向精神薬取締法により規定される麻薬に指定され，規制対象とされる薬物となっています．
- ジアゼパムなどを前投薬として投与することにより，このような覚醒時反応を予防することができます[1]．

### 5. 鎮静以外の作用は？

- ケタミンは，**鎮痛作用が強いこと**が知られています．特にケタミンのようにNMDA受容体拮抗作用がある薬物は，脊髄後核細胞の過敏化を抑制する効果が期待されます[2]．この作用により，**神経障害性疼痛に対する鎮痛効果**を発揮することが知られています．
- NMDA受容体拮抗薬は，国際疼痛学会による「神経障害性疼痛治療ガイドライン2007年版」では第3選択薬となっています．2015年版では，使用すべきか結論が出ていない薬物となっています[3]．
- 日本ペインクリニック学会の「神経障害性疼痛薬物療法ガイドライン 改訂第2版」での推奨度は，2C（2：弱く推奨，C：効果の推定値に中等度の確

信は限定的）となっています．質の高い無作為化比較試験が少ないために，このような弱い推奨となっています．今後の研究が待たれます．
- 循環器系に対しては，ほかの多くの鎮静薬とは異なり抑制効果はなく，一過性に血圧上昇・頻脈がみられます．呼吸に対しては，一過性の抑制作用があります．また筋弛緩作用はありません．

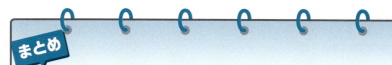

**まとめ**
1. ケタミンは，NMDA受容体拮抗薬です．
2. 夢の中にいるような状態・幻覚あるいは興奮・錯乱状態などの覚醒時反応がみられ，麻薬扱いの薬物です．
3. 循環系に対して抑制効果はありません．

（山本達郎）

● 文献
1) 日本麻酔科学会：小児麻酔薬 ケタミン塩酸塩．麻酔薬および麻酔関連薬使用ガイドライン（医薬品ガイドライン）改訂第3版，408-10，2016
2) Yamamoto T, et al：Spinal pharmacology of thermal hyperesthesia induced by constriction injury of sciatic nerve. Excitatory amino acid antagonists. Pain, 49：121-28, 1992
3) Finnerup NB, et al：Pharmacotherapy for neuropathic pain in adults：a systematic review and meta-analysis. Lancet Neurol, 14：162-73, 2015

[鎮静薬]

# 7　デクスメデトミジンの適応は？

## 1. 保険上定められた適応症

- デクスメデトミジン（プレセデックス®）は，選択的$\alpha_2$受容体の作動薬です．デクスメデトミジンは，当初**「集中治療における人工呼吸中および離脱後の鎮静」**を適応として発売されました．現在は，この適応のほかに**「非挿管での手術および処置時の鎮静」**が加えられています．
- 局所麻酔下での処置ですが，「全身麻酔に移行する意識下気管支ファイバー挿管に対する本剤の有効性および安全性は確立されていない」とされています．
- 本邦で臨床使用できる選択的$\alpha_2$受容体作動薬には，デクスメデトミジン以外にクロニジン（カタプレス®）があります．クロニジンの保険適用は各種高血圧症（本態性高血圧，腎性高血圧症）となっています．
- プレセデックス®の添付文書では，副作用として眠気・鎮静が6.09％の患者で発症したことが示されており，その他に副作用としての低血圧は，20.5％に発症したことが報告されています．
- 同じ選択的$\alpha_2$受容体作動薬であっても，その体内分布・受容体との親和性などの違いにより主な作用が異なることがあることを知っておくことが必要です．

## 2. 投与法

- デクスメデトミジンは血中濃度とその作用に解離が生じることが知られています[1]．血中濃度が上がっても十分な鎮静効果が得られるまでに時間がかかります．そのため添付文書上，10分間の負荷投与（6μg/kg/時）を行ってから持続投与（0.2〜0.7μg/kg/時）に移行することになっています．
- 細かい投与量の調整が必要になってくるために，シリンジポンプを使用することが求められています．

表1 デクスメデトミジンの副作用
（非挿管時に鎮静で使用時）

- 呼吸抑制
- 低酸素症
- 舌根沈下
- 閉塞性無呼吸

### 3. 代謝経路は？

- $N$-グルクロン酸抱合体として主に代謝されます．代謝物は主に尿中に排泄されます．デクスメデトミジンの消失半減期は健康成人で2.45時間と，肝機能障害の重症度に相関して有意に延長します．Ccrが30 mL/分以下の重度腎機能障害患者でも，薬物動態には影響を与えません．

### 4. デクスメデトミジンの鎮静作用の特徴は？

- デクスメデトミジンは，ベンゾジアゼピン系鎮静薬であるミダゾラムや麻薬系鎮痛薬と比較して呼吸抑制作用が少ない鎮静薬であることが報告されています[2-5]．本剤が選択的$α_2$受容体の作動薬であることから，低血圧，徐脈などの作用が現れることは当然です．さらに初期負荷投与時には，高血圧が生じることもあります．添付文書上，局所麻酔下における非挿管での手術および処置時の鎮静では副作用が80.6％と高率で発症し，呼吸抑制（40.8％）・低酸素症（10.2％）なども生じます．
- 呼吸抑制・低酸素症の原因としては，一過性の無呼吸・舌根沈下などが挙げられています．われわれの脊椎くも膜下麻酔下手術時のデクスメデトミジンによる鎮静時の検討では，10分間の負荷投与（6μg/kg/時）後に保険適用上の最低維持量である0.2μg/kg/時で持続投与しても，73％の患者で閉塞性無呼吸が生じることを確認しています[6]．
- このように，非挿管時に鎮静で使用する際には呼吸抑制，舌根沈下，閉塞性無呼吸などが高率に生じることを念頭に，注意深く使用する必要があります（表1）．

## 5. 鎮静以外の作用は？

- 鎮静作用以外に，選択的 $\alpha_2$ 作動薬には鎮痛作用があることが知られています．この鎮痛作用は，脊髄における痛み刺激伝達を選択的に抑制することにより生じることが知られています．
- 動物実験では，脊髄に投与することにより良好な鎮痛効果が得られることが報告されています．

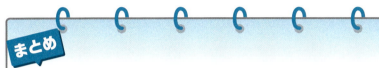

1. デクスメデトミジンの適応は，「集中治療における人工呼吸中および離脱後の鎮静」および「非挿管での手術および処置時の鎮静」です．
2. 本邦で臨床使用できる選択的 $\alpha_2$ 受容体作動薬には，デクスメデトミジン（プレセデックス®）とクロニジン（カタプレス®）があります．
3. 非挿管時に鎮静で使用する際には呼吸抑制，舌根沈下，閉塞性無呼吸などが高率に生じるため，注意深く使用しましょう．

（山本達郎）

### ● 文献

1) Li A, et al：Pharmacokinetics and pharmacodynamics of dexmedetomidine. Drug Dev Ind Pharm, 42：1917-27, 2016
2) Candiotti KA, et al：Monitored anesthesia care with dexmedetomidine：a prospective, randomized, double-blind, multicenter trial. Anesth Analg, 110：47-56, 2010
3) Hsu YW, et al：Dexmedetomidine pharmacodynamics：part I：crossover comparison of the respiratory effects of dexmedetomidine and remifentanil in healthy volunteers. Anesthesiology, 101：1066-76, 2004
4) Kaya FN, et al：Intravenous dexmedetomidine, but not midazolam, prolongs bupivacaine spinal anesthesia. Can J Anaesth, 57：39-45, 2010
5) Hong JY, et al：Effects of intravenous dexmedetomidine on low-dose bupivacaine spinal anaesthesia in elderly patients. Acta Anaesthesiol Scand, 56：382-7, 2012
6) Ono C, et al：Even low doses of dexmedetomidine produced obstructive apnea during spinal anesthesia. Can J Anaesth, 64：1289-90, 2017

[鎮痛薬]

# 8 オピオイド受容体（μ，κ，δ受容体）の特徴は？

## 1. オピオイド系鎮痛薬の種類

- 現在日本で使用可能なオピオイド系鎮痛薬には，弱オピオイドとしてコデイン，トラマドールが，強オピオイドとしてモルヒネ，オキシコドン，フェンタニルが，拮抗性鎮痛薬としてエプタゾシン，ブトルファノール，ブプレノルフィン，ペンタゾシンなどがあります．

## 2. オピオイド受容体の種類

- オピオイド受容体ファミリーの中で重要なμ，κそしてδ受容体のcDNAは1990年代初めにクローニングされました．そして4つ目の受容体としてopioid related nociceptin receptor 1（OPRL1，NOP，ORL1とも呼ばれる）が1994年に加わりました．
- のちにORLの内因性アゴニストとしてノシセプチン／オーファニンFQが同定されました．
- これらの受容体はいずれも鎮痛に関わっていますが，鎮痛以外の作用があります．また，受容体により発現部位は異なっています．

## 3. オピオイド受容体の分布

- オピオイド受容体は神経系に分布しますが，心臓，肺，肝臓，消化管，生殖器などの臓器にも分布します．
- 各臓器における発現の強さ，分布の程度は動物種によって異なっています．

## 4. オピオイド受容体の構造

- オピオイド受容体は7つの膜貫通領域を有するG蛋白共役受容体です．
- これら4種の受容体は，約50%のアミノ酸配列が共通となっています．

- ヒト μ 受容体遺伝子にはいくつかの一塩基多型 single-nucleotide polymorphism；SNP が同定されており，例えばモルヒネによる鎮痛効果の減弱との関係が示唆されています．

### 5. 内因性リガンド

- μ，δ，κ，ノシセプチン受容体の内因性リガンドとして代表的なものは，それぞれエンドモルフィン，エンケファリン，ダイノルフィン，ノシセプチンです．
- これらオピオイドペプチドの前駆体の cDNA がクローニングされ，それぞれの前駆体がプロオピオメラノコルチン proopiomelanocortin；POMC，プレプロエンケファリン preproenkephalin，プロダイノルフィン prodynorphin であることが明らかになりました．またそれぞれの前駆体由来のオピオイドペプチドの脳内の局在についても調べられています[1]．

### 6. 鎮痛作用が起こるメカニズム

- 中枢神経系のオピオイド受容体が活性化されることにより，オピオイドペプチドによる鎮痛作用が起こります．
- 脊髄後角の膠様質にはオピオイド受容体が強く発現しており，シナプス前またはシナプス後のいずれにも作用して，サブスタンス P などの神経伝達物質が一次知覚神経終末から放出されることを抑制します．そして侵害情報が上位中枢へ伝達されることを直接妨げます．
- また中脳から吻側腹内側延髄を経て脊髄後角に至る痛みの下降性抑制系があり，この経路はアドレナリン作動性もしくはノルアドレナリン作動性です．オピオイド受容体やオピオイドペプチドは中脳中心灰白質や大縫線核や吻側延髄など下降性抑制系周辺にも強く発現しています[1]．オピオイドペプチドは，下降性抑制系を活性化して，鎮痛作用を発揮します．
- 脳，脊髄とともに末梢にも作用部位がある，つまり一次知覚神経に存在するオピオイド受容体を介して鎮痛作用が惹起されると示唆されていますが，これを否定する考えもあります．

### 7. 遺伝子工学がオピオイド研究を発展させた例―拮抗性鎮痛薬

- 1990 年代にオピオイド受容体 cDNA がクローニングされたことにより，μ，

δ，κ受容体のアミノ酸配列が明らかになりました．それとともに遺伝子工学を駆使したさまざまな研究手法が利用できるようになり，オピオイド研究は飛躍的に発展しました[2]．

- 拮抗性鎮痛薬は，モルヒネなどのオピオイド鎮痛薬の作用には拮抗しますが，単独投与では鎮痛作用を持つ薬物と定義されています．
- 拮抗性鎮痛薬の性質を知るには，受容体に対する結合親和性やアゴニスト活性を評価する必要がありますが，従来の手法では非常に難しいです．
- それを可能にしたのが，クローン化した受容体やそれらの変異型受容体を発現する細胞株を利用した研究です．
- 表1に示すのはその結果です．各薬物の受容体に対する結合親和性の高さを解離定数$K_i$で表しています．また各薬物のアゴニスト活性を受容体における最大抑制率$I_{max}$（％）で示しています．なお，DAMGO, DPDPE, U69,593はそれぞれμ，δ，κ受容体の完全アゴニストです．ブプレノルフィン，ブトルファノール，ペンタゾシンは拮抗性鎮痛薬です．
- 表1から次のようなことがわかります．モルヒネはμ受容体に高い結合選択性を有し，薬理作用は主にμ受容体を介したものであり，拮抗性鎮痛薬はμ受容体においてモルヒネと競合するために拮抗的に作用すると考えられます．
- つまり，拮抗性鎮痛薬はμおよびκ受容体に対する部分アゴニスト作用により鎮痛作用を発揮します．"拮抗"は，μ受容体においてモルヒネが完全アゴニストであるのに対して，これらが部分アゴニストであるために生じてきます．

● Q8 オピオイド受容体（μ, κ, δ受容体）の特徴は？

表1 各種オピオイド系薬物の薬理学的性質

| オピオイド受容体 | μ | | δ | | κ | |
|---|---|---|---|---|---|---|
| 解離定数／<br>最大抑制率 | $K_i$<br>(nM) | $I_{max}$<br>(%) | $K_i$<br>(nM) | $I_{max}$<br>(%) | $K_i$<br>(nM) | $I_{max}$<br>(%) |
| ブプレノルフィン | 13 | 72 | 120 | 82 | 180 | 63 |
| ブトルファノール | 5.4 | 67 | 31 | 83 | 7.3 | 77 |
| ペンタゾシン | 80 | 65 | 670 | 94 | 34 | 90 |
| モルヒネ | 21 | 96 | 520 | 91 | 250 | 92 |
| DAMGO | 2.3 | 100 | >10,000 | ND | >10,000 | ND |
| DPDPE | 240 | ND | 5.3 | 100 | >10,000 | ND |
| U69,593 | >10,000 | ND | >10,000 | ND | 7.2 | 100 |

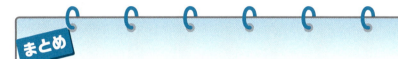

**まとめ**

1. オピオイド受容体は7つの膜貫通領域を有するG蛋白共役受容体です．
2. オピオイド受容体は中枢神経系の痛みに関与する領域に分布し，鎮痛に関与しています．
3. 拮抗性鎮痛薬の特性は受容体に対する結合親和性に基づいています．

（伊吹京秀）

● 文献

1) Ibuki T, et al：Comparative distribution of three opioid system in the lower brainstem of the monkey(Macaca fuscata). J Comp Neurol, 279：445-56, 1989
2) 南　雅文：ヒト型オピオイド受容体を用いた拮抗性鎮痛薬の薬効評価．7回膜貫通型受容体研究の新展開−ポストゲノム時代の受容体研究のゆくえ．別冊医学のあゆみ，医歯薬出版，206-7, 2001

[鎮痛薬]

# Q9 非ステロイド系消炎鎮痛薬の良い点，悪い点は？

## A

### 1. 作用機序および薬効

- 非ステロイド系消炎鎮痛薬 nonsteroidal anti-inflammatory drugs；NSAIDs とはステロイド骨格を持たない抗炎症薬の総称で，歴史的に有名なものはアスピリンです．
- NSAIDs の作用機序はアラキドン酸カスケードにおける律速段階の酵素である**シクロオキシゲナーゼ** cyclooxygenase；COX 活性を阻害しプロスタグランジン合成を抑制することです（図1）．
- COX には代表的なアイソザイムとして COX-1 と COX-2 があります．COX-1 は構成型の酵素で，生体の恒常性を維持する機能を担っており，主に胃粘膜，血小板，腎臓などに存在しています．
- COX-2 は誘導型の酵素で炎症部位において誘導され，この部位ではプロスタグランジンの多くは COX-2 依存性に産生されます．
- NSAIDs の薬効は，プロスタグランジン産生の抑制による抗炎症作用，鎮痛作用，解熱作用が主なものです．

### 2. アイソザイムの選択性

- COX-1 と COX-2 の活性を 50% 阻害できる濃度 inhibitory concentrations；IC50 の割合が，COX 選択性の指標として使われています．
- 現在本邦で使用可能な NSAIDs のうち，COX-2 選択的阻害薬は，エトドラク，メロキシカム，セレコキシブで，その他の薬剤は COX-1・COX-2 非選択的阻害薬です．
- COX-1 と COX-2 の選択性によって，副作用の発生率や程度が異なります．

● Q9 非ステロイド系消炎鎮痛薬の良い点，悪い点は？

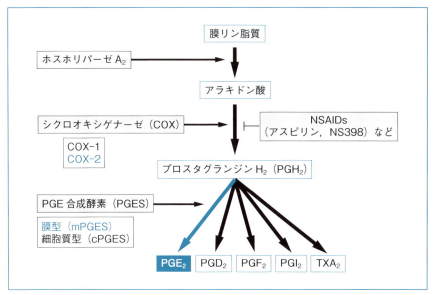

図1 アラキドン酸カスケード

## 3. 即効性と持続性

- 薬，特に鎮痛薬は"すぐ効いて""長く効いている"ことが望ましいのですが，NSAIDsの場合，どうでしょうか．
- 作用発現の速やかなものは，フルルビプロフェン（静脈内投与），ロキソプロフェン（経口），インドメタシン（経口），インドメタシン（直腸内投与）などです．最高血中濃度到達時間はそれぞれおよそ6〜7分，50分，1〜2時間，2時間です．半減期は長いものはフルルビプロフェン，エトドラク，セレコキシブで，それぞれ約5.8時間，6時間，5〜9時間です．

## 4. 剤 型

- NSAIDsには，カプセル / 徐放カプセル，錠剤 / 徐放剤，坐剤，静注 / 筋注製剤，軟膏 / クリーム / ローション / ゲル，貼付剤と多彩な剤型があり，目的に応じて使い分けることができます．

## 5. 適応

- 消炎鎮痛効果，解熱効果が期待できるので，NSAIDs 全般の適応としては，関節リウマチ，変形性関節症，肩関節周囲炎などの運動器の侵害受容性疼痛や炎症性痛，歯痛，術後痛，がん性痛，外傷後痛など広い範囲の痛みに適応となります．フルルビプロフェンの適応は，術後痛とがん性痛です．NSAIDs は WHO のがん疼痛治療法の第 1 段階およびすべての段階の鎮痛補助薬とされています．

## 6. 副作用

- 胃腸障害，消化管出血，消化管穿孔が代表的な副作用です．COX-1 は胃粘膜などに構成型 COX として存在し，同部位におけるプロスタグランジンの産生に寄与しています．プロスタグランジンは胃粘膜保護作用を持っており，NSAIDs によりプロスタグランジンの産生が抑制されることにより，このような副作用が生じます．この副作用は COX-1 と COX-2 の選択性により発生率や程度が異なり，COX-2 選択的阻害薬では発生頻度がより低くなっています．$H_2$ 遮断薬やプロトンポンプ阻害薬 proton pump inhibitor；PPI の併用により，この副作用の予防ができるとの報告があり，勧められます．
- 腎臓もプロスタグランジンの産生が阻害されると，水やナトリウムの再吸収が抑制されます．高齢者，うっ血性心不全患者や腎機能障害のある患者などリスクの高い症例では，NSAIDs により腎機能障害を悪化させる可能性があります．NSAIDs による腎毒性は正常の腎臓では起こりにくく虚血状態にある腎臓に起こりやすいです．また COX-2 選択的阻害薬でも急性腎不全発症の報告があるので，注意が必要です．
- 構成型酵素である COX-1 は血小板にも発現しています．血小板では COX-1 は血小板凝集作用に働くトロンボキサン $A_2$ の合成に関与しています．そのため COX-1 の作用が阻害されると血小板凝集が抑制されるのです．
- 肝障害，腎障害，ショック，アスピリン喘息，急性脳症，Stevens-Johnson 症候群，Lyell 症候群などにも注意が必要とされます．

## 7. 禁　忌

- 消化性潰瘍の患者，重篤な血液異常のある患者，重篤な肝臓，腎臓，心臓などの臓器障害のある患者，アスピリン喘息の患者などはどの薬剤でも禁忌となっていますが，薬剤によっては妊婦または妊娠している可能性のある患者が禁忌の対象となっている薬剤もあります．NSAIDs が胎児の動脈管の収縮または閉鎖を惹起する可能性があるからです．妊娠末期以外でも胎児の異常を惹起する実験結果があるために注意を促しているものもあります．有益性が危険性を上回るかを慎重に判断し，できれば避けたほうがよいと考えられます．
- 海外で，当初 COX-2 選択的阻害薬により，その後はすべての NSAIDs により心筋梗塞や脳卒中など重篤な心血管系血栓塞栓症のリスクが増大する可能性があるとされました．その後の研究[1]でこのような危険性があるのは本邦未発売の薬剤であることが明らかになりました．本邦におけるセレコキシブの添付文書では，冠動脈バイパス再建術の周術期患者は禁忌となっています．

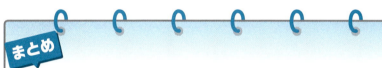

**まとめ**

1. 解熱，鎮痛，抗炎症作用があり適応範囲の広い薬剤です．
2. 非選択的阻害薬では即効性が，COX-2 選択的阻害薬では持続性が期待できます．
3. COX-2 選択的阻害薬では比較的消化管障害が少ない特徴があります．

（伊吹京秀）

● 文献
1) Patrono C：Cardiovascular effects of cyclooxygenase-2 inhibitors：a mechanistic and clinical perspective. Br J Clin Pharmacol, 82：957-64, 2016

[鎮痛薬]

# Q10 アセトアミノフェン，非ステロイド系消炎鎮痛薬との違いは？

## A

### 1. 作用機序の違い

- アセトアミノフェンは主に中枢神経系に作用点があるのに対して，非ステロイド系消炎鎮痛薬 nonsteroidal anti-inflammatory drugs；NSAIDs は中枢神経系および末梢神経系において作用します．
- アセトアミノフェンの作用機序は複雑で，多くの機序が議論されています．図1に示しますようにシクロオキシゲナーゼ cyclooxygenase；COX-1, COX-2 活性阻害によるプロスタグランジン $E_2$ prostaglandin $E_2$；$PGE_2$ 産生の抑制，セロトニン作動性下降性抑制系の活性化などが提唱されています．
- NSAIDs の作用機序は，中枢神経系および末梢神経系における COX 活性阻害による $PGE_2$ 産生の抑制です．

### 2. 薬効

- アセトアミノフェンには，解熱作用と鎮痛作用がありますが，抗炎症作用は極めて弱くあまり期待できません．
- NSAIDs には解熱・鎮痛作用に加えて末梢での PG 合成阻害作用による抗炎症作用があります．

### 3. 薬物動態（経口単回投与の場合）

- アセトアミノフェンの吸収は良好で，最高血中濃度に達するまでの時間は約30分で，血中濃度の半減期は約2時間です．
- NSAIDs の場合，血中濃度が最高値に達するまでの時間と半減期はそれぞれおよそ，インドメタシンでは 1〜2 時間と 2.4 時間，エトドラクでは 1.4 時間と 6 時間，ジクロフェナクナトリウムでは 2.7 時間と 1.2 時間くらいとなっています．ただしジクロフェナクナトリウムを直腸内投与した場合には

● Q10 アセトアミノフェン,非ステロイド系消炎鎮痛薬との違いは?

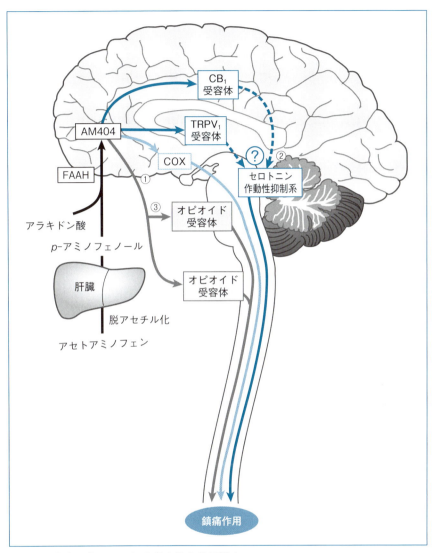

**図1** アセトアミノフェンの代表的な作用機序
①COX活性の阻害,②セロトニン作動性下降性抑制系の活性化(CB$_1$,TRIPV$_1$を介する可能性),③オピオイド系の活性化が考えられている.
AM404:N-タルフェノールアミン,FAAH:脂肪酸アミドヒドロラーゼ

およそ0.8時間と1.3時間です.詳細は別項(Q51. p.188)を参照してください.

## 4. 代謝

- アセトアミノフェンの大部分は肝臓でグルクロン酸抱合または硫酸抱合により代謝されたのち，約24時間でほとんどが尿に排出されます．一部はCYP2E1依存性に酸化されます．
- NSAIDsの多くはCYP2C9が関与し代謝物は尿中排泄されます．

## 5. 剤型

- アセトアミノフェンには錠剤，散剤，シロップ，坐剤，静注用製剤があります．近年トラマールとの合剤もよく使用されています．
- NSAIDsにはカプセル／徐放カプセル，錠剤／徐放剤，坐剤，静注／筋注用製剤，軟膏／クリーム／ローション／ゲル，貼付剤があり，目的に応じて使い分けができます．

## 6. 副作用

- **アセトアミノフェンは末梢におけるCOX阻害作用が非常に弱いので，以下に示すNSAIDsの代表的な副作用を起こす可能性は低く安全性が高い薬物です．** ただし過量投与になると，アルコールの多量摂取や消耗性疾患，栄養不良などの場合，肝毒性が生じやすくなります．またCYP3A4を誘導する薬物との併用も肝障害の発現に注意が必要です．悪心・嘔吐，腹痛，食欲不振など急性中毒の初期症状は，内服後2～4日以内に生じます．しかし，肝機能障害のある患者でも，適正使用量を守るかぎり肝毒性の危険性が増すことはありません[1]．
- アセトアミノフェンは市販の咳止め，解熱鎮痛薬，総合感冒薬にも多く含まれていますので，適正使用量について注意が必要です．
- NSAIDsは局所においてCOX-1を阻害することに起因する以下の副作用に注意が必要です．消化管出血，消化性潰瘍，腎機能障害，血小板凝集抑制，胎児の動脈管閉鎖など．またCOX-2選択的阻害薬では，使用期間依存性に心血管系リスクが増大する可能性があると言われており，注意が必要です．

## 7. 適応

- **アセトアミノフェンは安全性が非常に高いので，がん性，非がん性を問わず**

● Q10 アセトアミノフェン,非ステロイド系消炎鎮痛薬との違いは?

**軽度から中等度の痛みに対する第1選択薬として用いられています**.また,がん性痛の場合は,第1段階の基本薬としてだけでなく,さらに進んだ段階ででも鎮痛補助薬として併用することにより,ほかの薬剤の使用量と副作用を減ずることができます.

- 適応は非常に広くこれは高い安全性に起因します.各種の痛み,急性上気道炎の解熱・鎮痛,小児科領域の解熱・鎮痛が適応となります.また,胎児の動脈管閉鎖作用がないので,妊婦にも使用できます.
- 適応範囲は NSAIDs と重複するところが多いです.各種ガイドラインではアセトアミノフェンが第1選択とされているものが多く[2],NSAIDs はアセトアミノフェンの鎮痛効果が不十分な場合や痛みが強い場合に用いられますが,強い痛みの場合は NSAIDs を第1選択とするのが適切です.
- 関節リウマチなどに対する消炎作用を期待する場合には,アセトアミノフェンではなく NSAIDs を用いる必要があります.

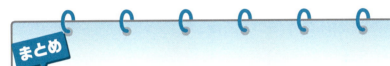

1. アセトアミノフェンは安全性の非常に高い解熱鎮痛薬です.過量投与の場合,肝毒性の起こる可能性がありますが,常用量では NSAIDs の代表的な副作用はほとんどありません.
2. がん性痛,非がん性痛における軽度〜中等度の痛みに対する第1選択薬として海外のガイドラインでも広く推奨されています.
3. 適応症は広く NSAIDs と重複するところが多いですが,抗炎症作用の期待できないところが NSAIDs との違いです.

(伊吹京秀)

● 文献

1) Benson GD, et al : The therapeutic use of acetaminophen in patients with liver disease. Am J Ther, 12 : 133-41, 2005
2) American geriatrics society panel on the pharmacological management of persistent pain in older persons : Pharmacological management of persistent pain in older persons. J Am Geriatri Soc, 57 : 1331-46, 2009

[筋弛緩薬]

# Q11 脱分極性筋弛緩薬の作用部位は？

## 1. 特徴

- 脱分極性筋弛緩薬は，神経筋接合部のアセチルコリン受容体を刺激する作動薬です．アセチルコリンと類似の構造を分子内に有していることが特徴です．
- 日本で臨床使用可能なスキサメトニウム（スキサメトニウム，レラキシン）はアセチルコリン2分子が結合した構造を持っています．脱分極性筋弛緩薬の作用機序については，スキサメトニウムを中心に以下に述べます．

## 2. phase I ブロック

- スキサメトニウムは二相性の筋弛緩作用を示しますが，主要な筋弛緩作用機序は，第Ⅰ相の接合部後膜を持続脱分極させて接合部周囲筋細胞膜を不応期化させることにより活動電位発生を抑制する脱分極性遮断（phase I ブロック）です[1]．
- phase I ブロックの第1段階は，スキサメトニウムがアセチルコリン受容体を持続的に刺激することにより接合部後膜に発生させる持続脱分極です[2,3]．神経筋接合部に到達したスキサメトニウムは，アセチルコリンと同様にアセチルコリン受容体と結合し，運動神経末端からのアセチルコリン放出を促進すると同時に接合部後膜の脱分極を起こします．
- このとき，アセチルコリン放出促進に起因して**線維束攣縮が発現し，かつ筋収縮力が一時的に増大**します．
- 生理的な神経筋伝達では，運動神経終末から放出されたアセチルコリンは接合部コリンエステラーゼにより短時間で加水分解されるため，接合部後膜の脱分極は数ミリ秒以内で速やかに静止膜電位まで回復します．スキサメトニウムは接合部コリンエステラーゼで分解されないので長時間接合部間隙に残留します．そのためアセチルコリンよりも長時間アセチルコリン受容体を刺

激し続けます.

- 受容体刺激が続くと，接合部後膜の持続脱分極により接合部周囲筋細胞膜が不応期化し，phase Ⅰ ブロックの第2段階となります[1]．接合部後膜は筋細胞膜と連続しているため，**接合部後膜で発生した持続脱分極は，周囲の筋細胞膜にも電気的に伝わり持続脱分極を引き起こして不応期化**します.
- 不応期化すると神経終末から遊離されるアセチルコリンに対して接合部周囲筋細胞膜は反応せず活動電位が発生しないので，筋収縮が起こりません．こうして脱分極性遮断（phase Ⅰ ブロック）が成立し，これが通常みられるスキサメトニウムの筋弛緩作用となります．

### 3. phase Ⅱ ブロック

- 第Ⅱ相は，接合部後膜は元の分極状態に回復していますが非脱分極性筋弛緩薬の場合と類似した筋弛緩状態で，phase Ⅱ ブロックと呼ばれます.
- 通常，接合部間隙のスキサメトニウム濃度は数分以内に低下し，これと並行して持続脱分極による脱分極性ブロックも消失するため，筋弛緩効果は消失します．一方，スキサメトニウムの反復投与や抗コリンエステラーゼ薬併用などにより**スキサメトニウム濃度が長時間維持された場合，同様に持続脱分極は徐々に低下して膜電位は静止位まで戻りますが，筋弛緩状態が継続**します．この状態が phase Ⅱ ブロックです．
- その発生機序には不明な点が多いのですが，膜電位の静止位までの回復は，細胞膜内外の電解質バランスの生理的状態への回復を意味しているわけではないと考えられています[4]．
- phase Ⅰ ブロックからの移行はスキサメトニウム用量および投与時間に依存します[5]．

### 4. 脱感作性ブロック

- phase Ⅱ ブロックにおいては脱感作性ブロックの発生も考えられています．脱感作性ブロックとはアセチルコリン受容体の脱感作による神経筋遮断であり，スキサメトニウムがアセチルコリン受容体の脱感作を誘導します．
- 脱感作されたアセチルコリン受容体の増加は，接合部後膜のアセチルコリンへの感受性を低下させ終板電位を抑制します．その結果，筋収縮が起きなくなります．

- 運動神経終末アセチルコリン受容体においても脱感作が生じるのかどうかは明らかではありませんが，phase Ⅱ ブロックでは筋弛緩モニター上，非脱分極性筋弛緩薬投与時と同様の減衰が認められることから，何らかの機序で運動神経終末からのアセチルコリン放出も抑制されていると推察されます。

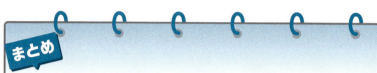

## まとめ

1. 脱分極性筋弛緩薬は，神経筋接合部のアセチルコリン受容体を刺激し，接合部後膜を持続脱分極させて接合部周囲筋細胞膜を不応期化させることにより神経筋伝達を遮断します．
2. スキサメトニウムの作用時間は短いですが，反復投与や抗コリンエステラーゼ薬を併用した場合は，phase Ⅱ ブロックへの移行に注意が必要です．

（藤本昌史）

## ●文献

1) Baraka A：Depolarizing block is an endplate-muscular block, not a neuromuscular block. Anesthesiology, 106：399-400, 2007
2) Lorković H, et al：Differential effects of succinylcholine and acetylcholine on endplate and extrajunctional membranes of normal and denervated mouse skeletal muscle fibres. Neurosci Lett, 46：31-4, 1984
3) Burns BD, et al：Depolarization of the motor end-plate by decamethonium and acetylcholine. J Physiol, 115：41-73, 1951
4) Creese R, et al：The role of the sodium pump during prolonged end-plate currents in guinea-pig diaphragm. J Physiol, 384：377-403, 1987
5) Sunew KY, et al：Effects of neostigmine and pyridostigmine on duration of succinylcholine action and pseudocholinesterase activity. Anesthesiology, 49：188-91, 1978

[筋弛緩薬]

## 12 非脱分極性筋弛緩薬の種類と特徴は？

### 1. 作用機序，種類

- 非脱分極性筋弛緩薬は，運動神経終末から遊離されたアセチルコリンと競り合って，神経筋接合部のアセチルコリン受容体を遮断する筋弛緩薬です．
- 構造上，アミノステロイド型とベンジルイソキノリン型に分類されます．
- 代表的なアミノステロイド型筋弛緩薬には，パンクロニウム，ベクロニウム，ロクロニウム（エスラックス®）があります．
- 代表的なベンジルイソキノリン型筋弛緩薬にはd-ツボクラリン，アトラクリウム，ミバクリウムなどがありますが，**日本で臨床使用可能な非脱分極性筋弛緩薬はすべてアミノステロイド型です．**
- アミノステロイド型筋弛緩薬は新しい筋弛緩拮抗薬であるスガマデクス（ブリディオン®）により特異的に拮抗される点も大きな特徴です．

### 2. パンクロニウム

- パンクロニウムは筋弛緩作用に加えて交感神経刺激作用も有するため，心拍数が若干上昇し，それに伴い血圧上昇・心拍出量増加が認められます．
- 麻酔管理に併用される麻薬性鎮痛薬による徐脈に対応できる点で都合がよく，1973年にミオブロック®が販売されて以来長く臨床使用されていましたが，ロクロニウムとスガマデクスの登場に伴い需要が減り，2012年3月末日をもって販売が終了しました．

### 3. ベクロニウム，ロクロニウム

- パンクロニウム以降の非脱分極性筋弛緩薬として，1988年にベクロニウムが，2007年にロクロニウムが日本で販売されました．いずれの薬剤もパンクロニウムに比較して，作用持続時間が短く，循環器系に対する影響もあま

りありません.
- 現在の日本ではベクロニウムの臨床使用も可能ですが,非脱分極性筋弛緩薬のシェアはロクロニウムが90％以上を占めるため,非脱分極性筋弛緩薬の特徴についてはロクロニウムを中心にベクロニウムと比較しながら述べます.

## 4. 構　造

- ロクロニウムの構造は,ベクロニウムに認められるステロイド構造のA-リングにアセチルコリン様の構造（Me-N$^+$-C-C-OAc）を欠いており4級アミンの側鎖がメチル基からアリル基に置換されています.これらの構造上の違いにより,ベクロニウムのED$_{95}$（単回刺激による筋収縮を95％抑制するのに必要な量）が0.05 mg/kgであるのに対し,**ロクロニウムのED$_{95}$は0.30 mg/kgと力価が低く**なっています.
- ロクロニウムはA-リングの3位にヒドロキシル基があるという点もベクロニウムとの構造上の違いであり,これによりロクロニウムは水溶液でも安定した性状を維持することができます.

## 5. 作用発現時間

- 一般に力価が低い筋弛緩薬ほど必要とする投与量が多くなり,分子量が同程度であれば投与される筋弛緩薬の分子数は増えます.結果として筋弛緩薬分子の血液中から間質液への移行,神経筋接合部への到達が速やかとなるため,作用発現までの時間が短くなります[1].
- 気管挿管においてはED$_{95}$の2～3倍の投与量が用いられますが,ベクロニウム0.10 mg/kg（＝ED$_{95}$×2）投与時の作用発現時間が125.7±38.0秒であったのに対し,同力価のロクロニウム0.60 mg/kg投与時は84.6±29.5秒と有意に**早い作用発現**が報告されています[2].

## 6. 作用持続時間

- 単回投与による作用持続時間はロクロニウムのほうがベクロニウムよりも若干短い傾向にはありますが,両者とも中間時間作用型に分類され,大差ないと考えてよいでしょう[3].しかし,反復投与後の筋弛緩効果については両者では大きく異なります.

● Q12 非脱分極性筋弛緩薬の種類と特徴は？

- ベクロニウムは主に肝臓から排泄され，25％程度が腎臓から排泄されます．肝臓における排泄は未変化のまま胆汁中に排泄される経路と，3位で肝ミクロソームによって脱アセチル化され尿中に排泄される2つの経路があります[4]．この3-OH体はベクロニウムの80％程度の筋弛緩効果を有するとされています[5]．したがって，反復投与や持続投与の場合，代謝産物の蓄積により筋弛緩効果の遷延を来しうるため，投与間隔や投与量については注意が必要となります[6]．
- ロクロニウムは主に肝臓から未変化体のまま排泄され，約10％が腎臓から排泄されます．考えられる代謝産物の17-OH体は生成量，筋弛緩作用ともごくわずかですので[7]，**代謝産物蓄積による筋弛緩効果遷延のリスクが低く，ベクロニウムより持続投与に適した薬剤**と言えます．

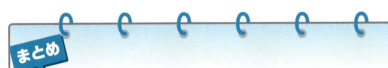

まとめ

1. 日本で臨床使用可能な非脱分極性筋弛緩薬はすべてアミノステロイド型で，そのほとんどがロクロニウム（エスラックス®）です．
2. ロクロニウムは，力価が低く必要とする投与量が多くなるため，作用発現が早くなります．
3. ロクロニウムは，代謝産物による筋弛緩作用が少なく，持続投与に適した薬剤です．

（藤本昌史）

● 文献

1) Kopman AF, et al：Molar potency is predictive of the speed of onset of neuromuscular block for agents of intermediate, short, and ultrashort duration. Anesthesiology, 90：425-31, 1999
2) 新宮 興ほか：Org9426（臭化ロクロニウム）の筋弛緩作用—臭化ベクロニウムとの比較. 麻酔, 55：1140-8, 2006
3) Magorian T, et al：Comparison of rocuronium, succinylcholine, and vecuronium for rapid-sequence induction of anesthesia in adult patients. Anesthesiology, 79：913-8, 1993
4) Miller RD, et al：Clinical pharmacology of vecuronium and atracurium. Anesthesiology, 61：444-53, 1984

5) Caldwell JE, et al：The pharmacodynamics and pharmacokinetics of the metabolite 3-desacetylvecuronium(ORG 7268)and its parent compound, vecuronium, in human volunteers. J Pharmacol Exp Ther, 270：1216-22, 1994
6) Segredo V, et al：Persistent paralysis in critically ill patients after long-term administration of vecuronium. N Engl J Med, 327：524-8, 1992
7) Khuenl-Brady KS, et al：Clinical pharmacokinetics of rocuronium bromide. Clin Pharmacokinet, 31：174-83, 1996

[筋弛緩薬]

## Q13 筋弛緩拮抗薬の作用機序は？

### 1. 方法

- 非脱分極性筋弛緩薬による筋弛緩作用拮抗には，神経筋接合部の①アセチルコリン濃度を増加させる方法と，②筋弛緩薬の濃度を低下させる方法があります．

### 2. 抗コリンエステラーゼ薬

- 従来用いられていた筋弛緩拮抗薬であり，アセチルコリンの分解を抑制し神経筋接合部でのアセチルコリン濃度を増加させることで筋弛緩作用を拮抗します．
- 抗コリンエステラーゼ薬のうち，本邦で使用できる静注薬はネオスチグミン（ワゴスチグミン®）とエドロホニウム（アンチレクス®）です．

### 3. 抗コリンエステラーゼ薬の注意点

- 内因性のアセチルコリンを介した反応であるため**天井効果**があり，強い筋弛緩状態にある場合は抗コリンエステラーゼ薬の投与量を増やしても必要な拮抗効果が得られません．
- 抗コリンエステラーゼ薬を用いた拮抗は，天井効果のため筋弛緩状態からある程度回復してから行わなければ不完全あるいは無効となってしまう一方で，筋弛緩からの自然回復が進んだ状態で高用量の抗コリンエステラーゼ薬を投与すると，かえって筋力低下が起こってしまう点（**コリン作動性遮断**）にも注意が必要です．これはアセチルコリンが多量となり，運動終板を持続的に脱分極するために電気的に不活性化し，スキサメトニウム投与時のような神経筋遮断が引き起こされることによります．

- アセチルコリンは神経筋接合部におけるニコチン性アセチルコリン受容体だけでなく，副交感神経支配器官におけるムスカリン性アセチルコリン受容体の神経伝達物質でもあるため，抗コリンエステラーゼ薬では徐脈，低血圧，気管支攣縮，分泌物増加，悪心・嘔吐，腸管蠕動亢進などの**ムスカリン様作用が副作用として問題**となります．
- 抗コリンエステラーゼ薬による筋弛緩拮抗時には，これらを防ぐためにアトロピンなどの抗ムスカリン薬を併用しますが，抗ムスカリン薬の副作用（頻脈，口腔内乾燥，視調節障害，尿閉など）にも併せて注意しなければなりません．

### 4. スガマデクス

- スガマデクス（ブリディオン®）は8個の糖分子がドーナツ状の環構造をなす γ-シクロデキストリンで，この中にアミノステロイド型筋弛緩薬のステロイド核を取り込みます（包接）．さらに，スガマデクスのアルキル側鎖の陰イオン部分が筋弛緩薬の4級アンモニウムの $N^+$ の部分と非常に強固に結合します（静電結合）．スガマデクス1分子は筋弛緩薬1分子と包接体を形成します．
- スガマデクスによる筋弛緩拮抗作用の主体は筋弛緩薬の神経筋接合部から血中への移動です．神経筋接合部で筋弛緩薬を包接し直接筋弛緩作用を拮抗する可能性も指摘されています．ロクロニウム（エスラックス®）の場合，スガマデクスが投与されるとロクロニウム分子は速やかに包接され，血中の遊離ロクロニウム分子数が急激に減少します．その結果，血中と神経筋接合部とで遊離ロクロニウムの濃度勾配が生じます．そのため遊離ロクロニウムが神経筋接合部から血中へ移動します．移動したロクロニウムはこれらもまた速やかにスガマデクスと包接体を形成します．濃度勾配が維持され続けるかぎり神経筋接合部での遊離ロクロニウム濃度は低下し続けます[1]．
- スガマデクスによる筋弛緩拮抗には**天井効果がなく，投与量を増やすことで深い筋弛緩状態からでも速やかに回復させることが可能**です[2]．また，ムスカリン受容体刺激作用がないことも抗コリンエステラーゼ薬と比較して優れている点であり，現在はスガマデクスを用いた筋弛緩拮抗が主流となっています．

## 5. スガマデクスの注意点

- 承認用量以下のスガマデクス投与後に，いったん回復した四連反応比 train-of-four ratio；TOF 比が再度低下する現象が報告されています（**リバウンド**）[3]．スガマデクス投与によって生じた濃度勾配に従って，遊離ロクロニウムが神経筋接合部から血中に一度移行します．スガマデクス投与量が不十分でこれらの遊離ロクロニウムを包接することができない場合は，再び神経筋接合部へロクロニウムが移行し生じたものと考えられています．包接体の分解による遊離ロクロニウムの再出現がリバウンドの原因である可能性も挙げられますが，今のところスガマデクスとロクロニウムの結合は非可逆的で，いったん形成された包接体が解離，分解することはないと考えられています．
- スガマデクスを構成するシクロデキストリンは食品にも広く使われており，その安全性は高いと考えられます．しかしながらほかの薬品と同様に，スガマデクスによるアナフィラキシーの報告は国内外でみられます[4,5]．市販後調査によると発現割合は約 2.5 例/10 万人と推定されています．発現時期は，**およそ 7 割が投与後 5 分以内，およそ 9 割が 10 分以内**と報告されていますので，スガマデクス投与後 10 分程度は呼吸状態・血行動態に合わせて皮疹の有無も注意深く観察しましょう．
- スガマデクスを投与して抜管した後に，再手術のため短時間のうちに再度筋弛緩を要する場合も注意しましょう．包接体を形成せずに生体内に残存しているスガマデクス分子があれば，十分な筋弛緩効果を発揮することができません．ロクロニウムの投与量を増やしたり，脱分極性筋弛緩薬を使用したりするなどの対応が必要です．

● I 章　基礎編：作用機序はどうなっているの？

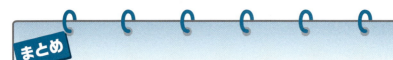

1. 抗コリンエステラーゼによる筋弛緩拮抗には天井効果があり，ムスカリン様作用が副作用として問題になります．
2. スガマデクスによる筋弛緩拮抗では天井効果がなく，深い筋弛緩状態からでも速やかに回復させることが可能です．
3. スガマデクスによる筋弛緩拮抗の注意点についても十分知っておきましょう．

（藤本昌史）

● 文献

1) Naguib M：Sugammadex：another milestone in clinical neuromuscular pharmacology. Anesth Analg, 104：575-81, 2007
2) de Boer HD, et al：Reversal of rocuronium-induced (1.2 mg/kg) profound neuromuscular block by sugammadex：a multicenter, dose-finding and safety study. Anesthesiology, 107：239-44, 2007
3) Eleveld DJ, et al：A temporary decrease in twitch response during reversal of rocuronium-induced muscle relaxation with a small dose of sugammadex. Anesth Analg, 104：582-4, 2007
4) 松岡伸悦ほか：スガマデクスによるアナフィラキシーショックが疑われた1症例．臨床麻酔，36：95-7, 2012
5) Menéndez-Ozcoidi L, et al：Allergy to low dose sugammadex. Anaesthesia, 66：217-9, 2011

[筋弛緩薬]

## 14 筋弛緩薬のモニター法は？

### 1. モニタリングの測定・評価方法は？

- 主観的評価方法と客観的評価方法に分けられます．
- 主観的評価方法は末梢神経刺激装置を用いて視覚や触覚により筋弛緩状態を測定・評価する方法です．利点としては装着，操作が簡単．筋弛緩薬の作用発現や手術中の管理，つまりは導入，維持については客観的評価方法と同等と言われています．欠点としては四連反応比 train-of-four ratio；TOF 比 0.4 を超えると四連刺激時の減衰を視覚的には感知できないため[1]，**至適回復の指標としては不向きです**．
- 客観的評価方法は TOF ウォッチ® などの測定機器を用いて客観的に測定・評価する方法です．頭部挙上，舌突出，手を握るなどの臨床指標は TOF 比 0.7 程度でも可能[2]と言われており，残存筋弛緩を見逃さないためにも，**客観的評価方法を用いて筋弛緩の至適回復を評価することが大切です**[3]．

### 2. モニタリングする機器（客観的評価方法）はどんなものがあるの？

- TOF ウォッチ®：現在，手術室で一番使用されているモニター機器は TOF ウォッチ® です．TOF ウォッチ® は加速度センサーを用いており，加速度感知型筋弛緩モニター acceleromyography；AMG とも呼ばれています．加速度センサーが小さいためセンサーを取り付けられる部位ならば，基本的にはどの筋でも測定可能です
- TOF-cuff®：スペインの RGB MEDICAL DEVICES,S.A. が開発し日本で臨床使用が可能になった新しいタイプの筋弛緩モニターです．TOF-cuff® は血圧計で用いるカフ内に刺激電極と内圧を測定するセンサーが内蔵されており，血圧を測ると同時に神経を刺激し，筋収縮による圧の変化を感知し，筋弛緩状態の測定を行います．TOF ウォッチ® と比較すると測定できる筋肉は四肢

に限られますが，腹腔鏡手術などで腕などをしまってしまう麻酔管理には有用と思われます．四連刺激やポスト・テタニック・カウント post-tetanic count；PTC 刺激にも対応しており，臨床では簡便に使用できますが，十分なエビデンスがないため今後の調査が必要と考えます．

### 3. モニタリング時の刺激方法は？

- 単収縮刺激，四連刺激[4]，PTC 刺激，ダブルバースト刺激がありますが，現在臨床上意義のあるものは四連刺激と PTC 刺激です．
- 四連刺激は 0.5 秒おきに 4 回連続刺激する方法で，刺激した際の第 1，第 2，第 3，第 4 反応をそれぞれ T1, T2, T3, T4 と示します．TOF 比は T1 と T4 の比（T4/T1）で表したもので，TOF カウント[5]は四連刺激したときの反応数を表します．通常，非脱分極性筋弛緩薬が作用していないときは T4/T1 はほぼ 1 を示しますが，浅い筋弛緩状態では TOF 比は小さく，深い筋弛緩状態では TOF 比は 0 となります．しかし，脱分極性筋弛緩薬であるスキサメトニウムによる脱分極性遮断中の TOF 比は 1 に近い値を示し，phase II ブロックが生じると TOF 比は減少します．
- PTC 刺激[4]は通常，TOF 反応がまったく認められない深い筋弛緩状態で使用します．高頻度反復刺激後では筋肉の刺激に対する反応が増大する性質を利用した方法です．実際には，50Hz のテタヌス刺激を 5 秒間刺激後に 3 秒間の休止をおき，その後 1Hz の単一刺激を 15 回行い，それに反応する単収縮反応（PTC 1, 2, 3,,,, 15）がいくつ出現するかをカウントする評価方法です．PTC により TOF 反応の T1 が出現するまでの時間を推測で，ロクロニウム（エスラックス®）では PTC 1，PTC 3 および PTC 6 ではそれぞれ 10，5，1 分後に T1 が再出現すると推測されます．そのため母指で PTC 1 ～ 2 に維持すれば筋弛緩薬に抵抗性を示す横隔膜や，喉頭筋の反応を確実に予防するのに役立ちます．

### 4. 理想的なモニタリング部位はどこですか？

- 理想的なモニタリング部位とは，アクセスが簡単な体表から刺激できる神経，モニタリングが容易で安定した筋収縮が得られる部位，筋を直接刺激しない部位，残存筋弛緩の評価に有効な部位です．現時点では尺骨神経刺激での母指内転筋反応がゴールドスタンダードとなっています．

## 5. どのようなモニタリング部位がありますか？

- TOF ウォッチ® を使用したモニタリングは神経が刺激でき，加速度センサーが筋肉に設置できれば測定可能です．実際には，雛眉筋，眼輪筋，咬筋，胸鎖乳突筋，僧帽筋，母指内転筋や短母趾屈筋でモニタリングが可能です．

## 6. モニタリング部位による違いはありますか？

- モニタリングする際には各筋の違いを理解することが大切です．基本事項としては，血流の関係から体幹の筋群は作用発現が早く，回復時間も早くなります．それと比較して末梢の筋群では作用発現は遅く，回復時間も遅くなります．その他に筋線維のタイプ，単位面積当たりのアセチルコリンレセプターの数やタイプでも各筋の筋弛緩薬に対する感受性は異なります．
- 母指内転筋-尺骨神経では筋弛緩作用の発現が呼吸筋（横隔膜など）より遅いため，挿管のタイミングの評価には適しません．しかし，筋弛緩状態からの回復は呼吸筋より遅いため，十分な回復を評価するのに適しています．
- 雛眉筋-顔面神経では筋弛緩反応の過程が喉頭筋，横隔膜と似ているため気管挿管のタイミングを計るのに有用です．また皺眉筋での TOF 反応が認められた時点で筋弛緩薬を追加投与すれば，呼吸筋，腹筋の十分な筋弛緩が得られます．ほかの筋に比べて筋弛緩状態からの回復が早いため，十分回復を評価するのには適しません．

### まとめ

1. 母指内転筋での筋弛緩モニタリングが現在ではゴールドスタンダードです．
2. 残存筋弛緩を見逃さないためにも客観的評価方法を用いて筋弛緩モニタリングすることが重要です．

（北島　治）

● I 章　基礎編：作用機序はどうなっているの？

● 文献

1) Viby-Mogensen J, et al：Tactile and visual evaluation of the response to train-of-four nerve stimulation. Anesthesiology, 63：440-3, 1985
2) Kopman AF, et al：Relationship of the train-of-four fade ratio to clinical signs and symptoms of residual paralysis in awake volunteers. Anesthesiology, 86：765-71, 1997
3) Plaud B, et al：Residual paralysis after emergence from anesthesia. Anesthesiology, 112：1013-22, 2010
4) Ali HH, et al：Stimulus frequency in the detection of neuromuscular block in humans. Br J Anaesth, 42：967-78, 1970
5) Viby-Mogensen J, et al：Post tetanic count(PTC):a new method of evaluating an intense nondepolarizing neuromascular blockade. Anesthesiology, 55：458-61, 1981

[心血管作動薬]

## 15　α刺激薬とβ刺激薬の特徴は？

### 1. αアドレナリン受容体とβアドレナリン受容体

- α刺激薬およびβ刺激薬が作用するアドレナリン作動性受容体 adrenergic receptor；AR には以下のような特徴があります．

1) $\alpha_1$-AR
- $\alpha_1$-AR 刺激によって血管平滑筋が収縮します．血管平滑筋$\alpha_1$-AR の活性化は，消化管，膵臓，肝臓，腎臓，肺，心臓，皮膚，粘膜などで血管収縮を来します[1]．

2) $\beta_1$-AR
- $\beta_1$-AR は主に心臓に分布し，心拍数増加や房室伝導の促進，心収縮性や心弛緩能の増大に関与しています．

3) $\beta_2$-AR
- $\beta_2$-AR は交感神経シナプス前や心臓，肝臓，子宮，血管平滑筋，気管支平滑筋に分布しており，**表1**のように臓器により異なる作用に関与します．

### 2. α刺激薬とβ刺激薬の半減期と投与方法

【ノルアドレナリン（半減期：2.5分）】
- ノルアドレナリンは $\alpha_1$，$\alpha_2$，$\beta_1$-AR 刺激作用を有し，**血管と心臓に**作用します．
- 全身の血管床を収縮させることによって末梢血管抵抗を増加させ，その結果血圧が上昇します．この血管収縮作用は内臓や四肢の動脈に強く認められ，静脈系にも発現します[2]．内臓ではノルアドレナリンによる腹腔動脈の収縮によって内臓血流や肝血流が減少します．また腎臓では腎動脈の収縮により腎血流は減少しますが，腎血流の自動調節能によって糸球体濾過量は一定に保たれるため尿量は維持されます[3]．**肺動脈も収縮します**が，抵抗血管と称

表1　$\beta_2$-AR の関与する作用

- 心臓→心拍数増加や陽性変力作用
- 血管平滑筋，気管支平滑筋，子宮→弛緩作用
- 肝臓→グリコーゲンの分解促進，糖新生促進

される内臓や四肢の動脈と比べて弱く，肺血管抵抗の上昇はわずかです．

【ノルアドレナリンの投与法】
- 0.03 μg/kg/分以下の投与量では $\beta_1$-AR 刺激作用によって，強心作用が発現し，0.05 μg/kg/分以上では $\alpha_1$-AR 刺激作用による血管収縮作用が起こります．過量投与では $\beta_1$-AR 作用が強く発現することによって頻脈や心筋の過剰収縮，不整脈が増加します[3]．後負荷上昇に伴う迷走神経反射が前面に出ると徐脈になり，心拍出量は変わらないかやや減少します．また，心機能の低下した患者では後負荷の増大から心不全を招くことがあります．

【ドパミン（半減期：2分）】
- ドパミンは $\alpha_1$, $\beta_1$, $\beta_2$-AR，ドパミン dopamine；$D_1$, $D_2$ 様受容体に作用します．ドパミンは投与量により作用する受容体が変化し，異なった効果が得られます．ドパミンは**個人差が大きい**薬物なので，投与に際して絶対的な投与量を指標にするのではなく，血行動態を指標にして投与量を決定するほうが有用です．

【ドパミンの投与法】
- 0.5～3 μg/kg/分の低用量では $D_1$ 様受容体刺激作用により腎血流量増加，腹部内臓血管拡張により腹部内臓血流量が増加します．3～5 μg/kg/分の中等量では $\beta_1$-AR 刺激により心拍数増加，心収縮力増加が起こります．5～10 μg/kg/分では $\beta$-AR 刺激が主となり，徐々に $\alpha$ 受容体刺激効果も出現します．10 μg/kg/分以上の高用量になると $\beta$-AR 刺激作用に加えて，$\alpha$-AR 刺激による血管収縮作用が強まってきます．

【ドブタミン（半減期：2分）】
- ドブタミンは主に $\beta_1$-AR に作用し，その他にも $\beta_2$-AR 刺激作用を有します．血行動態に対する作用は，$\beta_1$-AR 刺激による心収縮性増加と心拍数増加が起こり，さらに $\beta_2$-AR 刺激作用による血管拡張が起きるため体血管抵抗は減少します．投与量によっては，陽性変力・陽性変時作用によって血圧が上昇することもありますが，血管拡張作用によって低血圧が生じる状況では，血

管収縮薬を併用することが有用です．

【ドブタミンの投与法】
- 添付文書では 1 ～ 5 µg/kg/分で投与し，最大 20 µg/kg/分まで増量できると記載されています．

【アドレナリン（半減期：1 分に満たない）】
- アドレナリンは $α_1$，$α_2$，$β_1$，$β_2$-AR 作動薬として作用します．作用する受容体は薬剤の投与速度に依存します．
- 皮膚や内臓など α-AR が分布している部位では血管収縮により血流が低下し，α・$β_2$-AR 両方が分布している骨格筋では，$β_2$-AR への作用が優位に発現するため血流が増加します．**肺血管抵抗は上昇します**[4]．投与する状況は，主に心停止，ショック，アナフィラキシーなどが挙げられます．特にアナフィラキシーでは，①アドレナリンによる昇圧作用，②$β_2$ 作用による気管支平滑筋の弛緩作用，③活性化された肥満細胞から放出されるケミカルメディエータの遊離抑制などの作用が効果的で，**アナフィラキシー治療の第1選択薬**とされています．

【アドレナリンの投与法】
- 0.025 ～ 0.12 µg/kg/分の持続投与濃度で $β_1$，$β_2$-AR を刺激し，心収縮力・心拍数増加および骨格筋血管拡張作用が優位に発現します[4]．0.12 µg/kg/分以上の持続投与濃度で α-AR 作用が優位になり，全身の血管収縮を起こします．アナフィラキシー発生時の投与量は 0.1％アドレナリン（1：1000；1 mg/mL）0.01 mg/kg を筋肉注射します．最大投与量は成人では 0.3 ～ 0.5 mg とされ，必要に応じて 5 ～ 15 分ごとに再投与します．また重篤でただちに生命に危険が及ぶ所見を認める場合のみに静脈注射が考慮されます．アドレナリン（ボスミン®注．1,000 倍希釈液製剤：1 mL はアドレナリン 1 mg）を生理食塩水で 10 倍（10 mL）もしくは 20 倍（20 mL）とします．この 10 倍希釈液もしくは 20 倍希釈液を 1 mL ずつ 5 分以上かけて静注します．厳重な血行動態モニター下に使用します．

● I 章　基礎編：作用機序はどうなっているの？

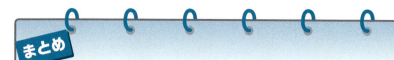

1. ドパミンは個人差の大きい薬物なので，絶対的な投与量よりも血行動態を見ながら投与量を調節すると効果的な作用が得られます．血圧上昇が望まれる状況での強心薬として投与することが一般的です．
2. ドブタミンは積極的に血圧を上げる必要のない状況で強心薬として使用することが多く，薬理学的心臓ペーシング目的で使用することもあります．症例によっては血管拡張作用が強く出ることもあるので，減量や血管収縮薬の併用などの対応が必要になることがあります．
3. ノルアドレナリンは通常血管収縮薬として使用しますが，投与量によっては強心作用も出現します．血管収縮薬の作用の一面である臓器の血流制限や前負荷・後負荷の増大などに注意しながら使用する必要があります．
4. アドレナリンは強力なα・β-AR作動薬であり，急激な血圧上昇や心室性不整脈，頻脈，心筋虚血などの副作用に注意しながら，血行動態の監視下に投与しなければいけません．アナフィラキシーに対する第1選択薬です．

（石﨑泰令・原　哲也）

● 文献

1) Rundner XL, et al：Subtype specific regulation of human vascular alpha(1)-adrenergic receptors by vessel bed and age. Circulation, 1999；100：2336-43
2) Raffetto JD, et al：Functional adaptation of venous smooth muscle response to vasoconstriction in proximal, distal, and varix segment of varicose vein. J Vasc Surg, 51：962-71, 2010
3) 恒吉勇男：ノルアドレナリン．土田英昭編，心血管作動薬，克誠堂出版，133-42，2013
4) David B. Glick：The Autonomic Nervous System. Ronald D. Miller, Miller's Anesthesia. Seventh edition, Churchill Livingston, 261-98, 2010

[心血管作動薬]

## Q16 ホスホジエステラーゼⅢ阻害薬の特徴は？

### 1. PDE-Ⅲ阻害薬の作用

- ホスホジエステラーゼⅢ phosphodiesterase-Ⅲ；PDE-Ⅲ阻害薬は細胞内でcAMPを加水分解するPDEを選択的に阻害し，細胞内のcAMP濃度を上昇させることでプロテインキナーゼA protein kinase A；PKAを活性化させます．PKAの活性化により，心臓では収縮期と拡張期にそれぞれ心筋の収縮作用と弛緩作用を発揮し，血管平滑筋では弛緩作用を発揮します．そのためPDE-Ⅲ阻害薬は強心作用と血管拡張作用を同時に発揮する**強心性血管拡張薬（inodilator）**と呼ばれます．心筋の弛緩作用は拡張障害に有用とされ，血管拡張作用は硝酸薬と比較して強力で耐性が生じないとされています．
- その他にも，冠血管拡張作用，血管攣縮予防効果，抗炎症作用や抗血栓，虚血再灌流傷害に対する保護効果などが報告されています．

### 2. PDE-Ⅲ阻害薬とβ刺激薬の違い

- β刺激薬はβ受容体を介してATPからcAMPを生成させます．そのため，慢性心不全や長期のカテコラミン曝露，人工心肺の使用によりβ受容体のダウンレギュレーション（β受容体密度の減少や感受性の低下など）が生じている場合や，β遮断薬投与中の患者ではβ刺激薬の効果は制限されます．一方，PDE-Ⅲ阻害薬はβ受容体を介さずにcAMPを増加させるため，これらの患者に対しても有効です．PDE-Ⅲ阻害薬はβ刺激薬に比べ心拍数増加や不整脈の発生が少なく，心筋酸素消費量の増加も少ないとされています[1]．
- PDE-Ⅲ阻害薬は強心作用に比べ血管拡張作用が比較的強いため，β刺激薬よりも血圧低下のリスクが高く，血管収縮薬の併用や増量を必要とすることがあります．
- PDE-Ⅲ阻害薬はβ刺激薬に比べ作用発現が遅く，半減期が長いことから調

節性も劣ります．そのため，急激な循環変動に合せた用量調節が必要な周術期管理，特に心臓麻酔中の管理では，強心薬の第1選択はβ刺激薬です．
- PDE-Ⅲ阻害薬とβ刺激薬の併用で強心作用が増強されます．PDE-Ⅲ阻害薬はβ刺激薬では効果が不十分または十分な効果が期待できない症例で，心機能の底上げを期待するイメージでβ刺激薬と併用するのがよいでしょう．

### 3．PDE-Ⅲ阻害薬の種類と作用の違い

- 現在はミルリノン，オルプリノンの2剤が臨床使用可能です．強心作用はミルリノンが，血管拡張作用はオルプリノンのほうが強いとされています[2]．その他，オルプリノンのほうが腹部臓器血流を増加させるという報告や，ミルリノンのほうが内胸動脈の拡張作用が強いという報告もあります[3,4]．

### 4．投与法

- 添付文書では，初期投与量としてミルリノン50μg/kg，オルプリノン10μg/kgを10分で静注し，維持投与量としてミルリノン0.25～0.75μg/kg/分，オルプリノン0.1～0.3μg/kg/分を持続静注するとされていますが，初期負荷投与を行うことで高度低血圧や不整脈を惹起することが広く知られています．そのため初期負荷投与を行わず，初めから持続投与を行うことが多いです．しかし，どちらも半減期が50分程度と長いため，持続投与のみで定常状態に達するには3～4時間を必要とします．人工心肺離脱後の作用を期待して麻酔導入後から投与する場合は問題ありませんが，速やかな効果を期待したい場合は高用量での持続投与後に維持量に減量する方法が副作用のリスクも少なく簡便です．
- 薬物動態シミュレーションによる検討では，ミルリノンの場合は2.5μg/kg/分で20分間投与後に0.5μg/kg/分で持続投与，オルプリノンの場合は1μg/kg/分で15分投与後に0.2μg/kg/分で持続投与といった投与法が推奨されています[5]．また1つの目安ですが，維持投与量の2倍の速度で投与すれば1時間ほどで，4倍で投与すれば15分程度で維持投与量での定常状態に達することができます．
- 健常者では強心作用と血管拡張作用は用量依存性に増加します．しかし，心不全患者では血管拡張作用が用量依存性に増加する一方で，強心作用は早期に頭打ちになります．病態によって強心作用と血管拡張作用発現の程度は異なるため，症例に応じた用量調節を行いましょう．

## 5. 腎機能障害患者での投与

- PDE-Ⅲ阻害薬は腎排泄性の薬剤であり，腎機能障害がある患者では投与量の減量が必要です．クレアチニンクリアランス30 mL/分以下であれば半量以下に，腎臓が完全に無機能となっている場合の最終的な維持投与量は1/5以下にしたほうがよいとされています[5]．ただし，腎機能障害患者の分布容積は健常者よりも大きいため，短時間で十分な効果を必要とする場合はいったん血中濃度を上昇させるための初期負荷投与または高用量持続投与を行い，その後に減量してください．なお，PDE-Ⅲ阻害薬は蛋白結合率が70～80％と高く透析での除去は困難です．

### まとめ

1. PDE-Ⅲ阻害薬は，β受容体を介さない強心作用と血管拡張作用を有した強心性血管拡張薬です．
2. β刺激薬で十分な強心作用が得られない症例に対して，β刺激薬とPDE-Ⅲ阻害薬を併用すると効果的です．
3. 投与に際しては，作用が必要な時期と薬物動態を意識して投与計画を立て，特に腎機能障害患者での使用には細心の注意を払いましょう．

（一ノ宮大雅・原　哲也）

### 文献

1) Feneck RO, et al：Comparison of the hemodynamic effects of milrinone with dobutamine in patients after cardiac surgery. J Cardiothorac Vasc Anesth, 15：306-15, 2001
2) Sha K, et al：Differences in hemodynamic effects of amrinone, milrinone and olprinon after cardiopulmonary bypass in valvular cardiac surgery. Masui, 49：981-6, 2000
3) Iribe G, et al：Effects of the phosphodiesterase Ⅲ inhibitors olprinone, milrinone, and amrinone on hepatosplanchnic oxygen metabolism. Crit Care Med, 28：743-8, 2000
4) Onomoto M, et al：Differential pharmacologic sensitivities of phosphodiesterase-3 inhibitors among human isolated gastroepiploic, internal mammary, and radial arteries. Anesth Analg, 101：950-6, 2005
5) 坪川恒久：心血管作動薬ホスホジエステラーゼⅢ阻害薬．土田英昭編，心血管作動薬，克誠堂出版, 314-26, 2013

[冠動脈拡張薬]

## Q17 硝酸薬はどのように冠動脈を拡張するの？

### 1. 硝酸薬について

- 日本で主に使用されている硝酸薬はニトログリセリンと硝酸イソソルビド isosorbide dinitrate；ISDN があります．ISDN はニトログリセリンと比較して長時間作用します．
- 適応は狭心症や急性心不全の治療，冠動脈造影時の冠攣縮寛解があり，ニトログリセリンはほかに手術時の低血圧維持や高血圧への対応などがあります．

### 2. 作用機序

- 硝酸薬は生体内代謝を受け，**一酸化窒素（NO）を放出し，NO は血管平滑筋の細胞質に存在する可溶性グアニル酸シクラーゼ soluble guanylate cyclase；sGC を活性化し，cGMP（cyclic guanosine 3′-5′-monophosphate）の産生を促します**[1]．その結果，cGMP 依存性プロテインキナーゼ（cGK）が活性化されます．cGK はさまざまな機序で細胞内カルシウム濃度を減少させ，血管平滑筋の弛緩作用を生じると考えられています（図 1）．
- その作用強度は血管の種類によって異なり，動脈に比べて静脈によく作用するとされています．

### 3. 抗狭心症作用

- 硝酸薬は血管拡張作用により以下の機序で抗狭心症作用をもたらします．このうち，**①の静脈拡張作用が抗狭心症作用に最も関連している**と考えられています．

①静脈拡張:静脈灌流量を低下させることにより左室拡張終期圧を下げ,心筋酸素需要を減少させます.また,心内膜下層の血流を増加させます.
②細動脈拡張:末梢の細動脈を拡張させることにより血圧を下げ,心臓の仕事量を減らし,心筋酸素需要を減少させます.
③冠動脈拡張:比較的太い冠動脈を拡張することにより,虚血域の局所血流量を改善します.

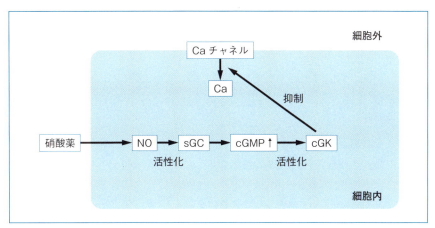

**図1 硝酸薬の作用機序**
(文献1)より一部改変)

## 4. 抗心不全作用

- 硝酸薬の静脈拡張作用により静脈灌流量を低下させ,左室拡張終期圧の低下(前負荷の軽減)をもたらし,同時に細動脈を拡張することで末梢血管抵抗を減少(後負荷の軽減)させます.
- これらの作用により,うっ血性心不全の血行動態を改善します.

## 5. 投与上の注意

- 血圧低下作用があるため,血行動態を評価しながら投与する必要があります.
- 硝酸薬を持続的に投与した場合,さまざまな機序から耐性が生じ[2],その作用は減弱します.投与を中止すると,硝酸薬に対する反応性は回復します.また,長期投与により血管内皮機能障害やフリーラジカル産生を引き起こす

● I 章　基礎編：作用機序はどうなっているの？

ことが指摘されています[3]．そのため，長期間投与する場合は症状が改善したら中止する，間欠投与にする，ほかの治療との併用療法などを検討する必要があります．
- ホスホジエステラーゼ 5（PDE5）阻害薬は cGMP を分解する PDE5 を阻害することにより cGMP の分解を抑制します．このため，硝酸薬の降圧作用が増強されることがあり，添付文書上併用禁忌となっています．
- ポリ塩化ビニル製の輸液セットでは吸着が認められるため，注意が必要です．

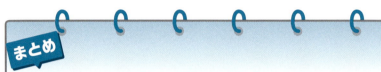

まとめ

1. 硝酸薬は NO を放出し，cGMP の産生を促した結果，血管平滑筋を弛緩させ血管拡張作用をもたらします．
2. 硝酸薬の血管拡張作用により心筋の酸素需給バランスを改善します．
3. 長期間使用時は耐性の出現に注意が必要です．

（金城健大・垣花　学）

● 文献
1) 齋藤宗靖：ニトロール適正使用情報，エーザイ，2010
2) Gori T, et al：Nitrate tolerance：unifying hypothesis. Circulation, 106：2510-3, 2002
3) Gori T, et al：Nitrate-induced toxicity and preconditioning：a rationale for reconsidering the use of these drugs. J Am Coll Cardiol, 22；52(4)：251-4, 2008

［冠動脈拡張薬］

## Q18 ニコランジルは硝酸薬とどこが違うの？

### 1. ニコランジルについて

- ニコランジルは**硝酸薬作用とATP依存性K$^+$チャネル開口作用を併せ持つ**ことが特徴です．
- 血管拡張作用は弱いため硝酸薬と比較して血行動態への影響が少ないです．
- 添付文書での適応は不安定狭心症，急性心不全（慢性心不全の急性増悪期を含む）となっています．

### 2. 作用機序

- ニコランジルは構造中に硝酸基を有しており，生体内で一酸化窒素（NO）を遊離します．その結果，NOは血管平滑筋の細胞内のグアニル酸シクラーゼを活性化し，cGMP（cyclic guanosine 3′-5′-monophosphate）を増量して血管平滑筋の弛緩を起こす硝酸薬様作用を発揮します．
- 加えて，ATP依存性K$^+$チャネルを開口させる作用もあります．ATP依存性K$^+$チャネルが開口すると細胞膜が過分極し，電位依存性Caチャネルの開口が抑制され，Caの細胞内流入が抑制されます．また，細胞膜が過分極することによりイノシトール三リン酸の生成を抑制し，筋小胞体からのCa放出を抑え血管平滑筋を弛緩させます[1]．
- また，ATP依存性K$^+$チャネルは虚血プレコンディショニング（先行する短時間の心筋虚血により，後の長時間心筋虚血に対し耐性を得られる現象）に関与し，**ニコランジルは薬理学的プレコンディショニング作用を有する**と報告されています[2]．

### 3. 投与法

- 点滴静注による投与の場合，不安定狭心症に対しては2 mg/時（最高用

量 6 mg/時），急性心不全に対しては 0.2 mg/kg を 5 分程度かけて投与し，0.2 mg/kg/時（0.05 〜 0.2 mg/kg/時の範囲で調整）で持続静注することになっています．
- 急性心不全で使用する場合と狭心症で使用する場合では，用量が大きく異なるため注意が必要です．

### 4．周術期予防投与

- 「非心臓手術における合併心疾患の評価と管理に関するガイドライン」[3]ではニトログリセリン投与は予防効果が不明確であり，血圧低下を来してむしろ血行動態が悪化するケースがあるとされ，class IIb の評価です．ニコランジルに対しては有効性は確立されていないとの記述にとどまっていますが，心臓手術では有効性を示すデータもあり[4]，今後の研究が期待されています．

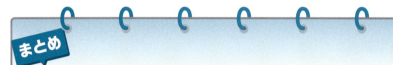

1. ニコランジルは硝酸薬様作用と ATP 依存性 $K^+$ チャネル開口作用を有します．
2. 冠血管拡張作用，前負荷軽減作用，薬理学的プレコンディショニング作用など，さまざまな作用を介して心筋保護作用を発揮しています．

（金城健大・垣花　学）

### ●文献

1) Kuno A, et al：Nicorandil opens mitochondrial K（ATP）channels not only directly but also through a NO-PKG-dependent pathway. Basic Res Cardiol, 102：73-9, 2007
2) Matsuo H, et al：Evidence of pharmacologic preconditioning during PTCA by intravenous pretreatment with ATP-sensitive $K^+$ channel opener nicorandil. Eur Heart J, 24：1296-303, 2003
3) 米国心臓学会，米国心臓病学会：非心臓手術における合併心疾患の評価と管理に関するガイドライン（2014 年改訂版）
4) Yamamoto S, et al：Cardioprotective effects of nicorandil in patients undergoing on-pump coronary artery bypass surgery. J Cardiothorac Vasc Anesth, 22：548-53, 2008

[降圧薬]

## 19 カルシウム拮抗薬はどのようなカルシウムチャネルに作用するの？

### 1. カルシウム拮抗薬とは

- カルシウム拮抗薬はカルシウムイオンそのものに拮抗するのではなく，電位依存性カルシウムチャネルの$\alpha_1$サブユニットに結合して，**細胞外カルシウムイオンの細胞内流入を抑制する薬剤**です．
- 薬理作用からするとカルシウムチャネル阻害薬，calcium channel blocker；CCBですが，見かけ上カルシウムイオンに拮抗するようにみえることから慣習的にカルシウム拮抗薬と呼ばれています．

### 2. カルシウムチャネルの種類

- カルシウムチャネルは$\alpha_1$，$\alpha_2$，$\beta$，$\gamma$，$\delta$のサブユニットで構成されています．このうち$\alpha_1$サブユニットがチャネルのポアや電位センサーを形成し，主に$\alpha_1$サブユニットがチャネルの性質を決定しています．
- 電位依存性カルシウムチャネルは深い電位から活性化する低閾値活性型 low-voltage activated type；LVA型と浅い電位で活性化する高閾値活性型 high-voltage activated type；HVA型に大別されます．これまでにLVA型のT型，HVA型のL，N，P，Q，R型の6つのサブタイプが存在することがわかっていて，サブタイプによって局在が異なります（表1）．
- 特に心血管系に関与するのがL型，T型，N型のカルシウムチャネルです（N型カルシウムチャネルは心血管系に局在しないものの交感神経末端のノルアドレナリンの放出に関与しています）．

### 3. カルシウム拮抗薬の種類

- カルシウム拮抗薬はジヒドロピリジン系，ベンゾチアゼピン系，フェニルアルキルアミン系に分けられます（表2）．ほとんどのカルシウム拮抗薬はジ

表1 電位依存性カルシウムチャネルの種類と局在

| タイプ | 主要な局在部位 |
|---|---|
| L型 | 心臓，平滑筋，骨格筋，脳，腎臓 |
| T型 | 洞房・房室結節細胞，脳，腎臓，神経系 |
| N型 | 脳，神経系 |
| P/Q型 | 脳，下垂体，腎臓 |
| R型 | 脳 |

表2 カルシウム拮抗薬の種類と作用

| 分類 | 薬物 | 薬理作用 |
|---|---|---|
| ジヒドロピリジン系 | ニカルジピン<br>ニフェジピン<br>アムロジピンなど | 末梢血管拡張<br>冠血管拡張<br>血圧低下 |
| ベンゾチアゼピン系 | ジルチアゼム | 冠血管拡張<br>刺激伝導系抑制<br>心筋収縮抑制 |
| フェニルアルキルアミン系 | ベラパミル | 刺激伝導系抑制<br>心筋収縮抑制 |

ヒドロピリジン系です．ベンゾチアゼピン系とフェニルアルキルアミン系に分類される薬剤は作用もジヒドロピリジン系と異なることから非ジヒドロピリジン系と総称されます．

- ジヒドロピリジン系，ベンゾチアゼピン系，およびフェニルアルキルアミン系カルシウム拮抗薬はそれぞれカルシウムチャネルにある $α_1$ サブユニット上の異なる位置に結合し，これにより薬理作用の相違が生じると考えられています．
- ジヒドロピリジン系，非ジヒドロピリジン系の薬剤のいずれも主に**L型カルシウムチャネル**に作用します．
- ジヒドロピリジン系のベニジピンやエホニジピンはL型カルシウムチャネルに加えてT型カルシウムチャネルに，シルニジピンはL型カルシウムチャネルに加えてN型カルシウムチャネルにも作用し，これらの薬剤は腎保護効果があるとされています[1]．
- 抗不整脈薬として用いられるベプリジルは，カルシウムチャネルだけでなくナトリウムチャネルやカリウムチャネルも阻害するマルチチャネル遮断薬です．

● Q19 カルシウム拮抗薬はどのようなカルシウムチャネルに作用するの？

**まとめ**

1. カルシウム拮抗薬はカルシウムチャネルを阻害することでカルシウムイオンの細胞内流入を抑制する薬剤です.
2. カルシウム拮抗薬は主にL型カルシウムチャネルに作用します.
3. L型カルシウムチャネルに加えて, T型カルシウムチャネルやN型カルシウムチャネルを抑制するカルシウム拮抗薬もあります.

（安達　健・岡本浩嗣）

● 文献

1) Tamargo J, et al：Investigational calcium channel blockers for the treatment of hypertension. Expert Opin Investig Drugs, 25：1295-309, 2016

● I 章　基礎編：作用機序はどうなっているの？

[抗不整脈薬]

## Q20　βブロッカーの適応は？

### 1. β受容体

- βブロッカーはβ受容体をブロックする薬剤であり，**β受容体にはβ$_1$，β$_2$，β$_3$のサブタイプがあります**．

1) **β$_1$受容体**
- **主に心臓に存在します**．受容体にアゴニスト（活性化物質）が結合すると，共役しているGTP結合蛋白Gsを介しアデニル酸シクラーゼが活性化され，ATPからcAMPが産生されます．このcAMP増加によりプロテインキナーゼAが活性化され，**細胞膜L型カルシウムチャネルや筋小胞体のリアノジン受容体Ⅱ**がリン酸化（活性化）され，**細胞内Ca$^{2+}$濃度が上昇し**，アクチン・ミオシンの滑走が増強されます．この刺激により，**心収縮力増加，心拍出量増加や心伝導系の活性化（心拍数増加）**が起こります．その他，腎傍糸球体細胞のβ$_1$によりレニン分泌増加，子宮平滑筋β$_1$により子宮平滑筋弛緩，脂肪細胞のβ$_1$を介し脂肪分解増加などの作用があります．

2) **β$_2$受容体**
- **気管支や血管平滑筋に存在します．刺激で気管支平滑筋や血管平滑筋の弛緩が起こります**．そのため，β$_2$刺激薬（特に吸入薬）は喘息治療薬として広く使用されています．細胞内情報伝達はβ$_1$と同様に，Gs蛋白を介し細胞内cAMPを増やします．

3) **β$_3$受容体**
- 脂肪細胞，消化管，肝臓や骨格筋に存在します．刺激により脂肪分解作用があり基礎代謝に関与しています．また最近では，刺激薬が過敏性膀胱（膀胱の弛緩）の治療薬として使用されています．

## 2. βブロッカーの種類

- $β_1$ 選択性：βブロッカーの主な使用目的は心臓への作用であるため，心臓選択性の高い $β_1$ ブロッカーのほうが使いやすく安全です（$β_2$ ブロックで気管支収縮を起こし喘息発作を誘発したり，冠動脈収縮の可能性があるためです）．
- 内因性交感神経刺激作用，intrinsic sympathetic activity；ISA があるかどうか：交感神経興奮時には β 遮断作用を呈しますが，非興奮時には β 刺激作用を持つことを意味し，過剰な徐脈を起こしにくいとされています．
- 膜安定化作用：$Na^+$ チャネルも抑制することです．心筋抑制作用が強くなりますが，酸素消費量も減らします．しかし，臨床的意義はあまりありません．

## 3. βブロッカーの適応

### 1）抗不整脈薬として

- Vaughan Williams 分類のⅡ群に属する抗不整脈薬です．$Ca^{2+}$ 電流を抑制し，不応期を延ばし異常自動能を抑制します．また，洞結節や房室結節の興奮性や伝導を抑制し，特に，**頻脈性不整脈**に有効です．例えば，**頻脈性の心房細動に対して，心拍数調整（低下）目的で使用します**（ただし副伝導路のない場合）．急性の心房細動では（交感神経緊張が関与しているので）洞調律へ復帰する場合もあります．その他の頻脈性の不整脈（発作性上室性頻拍や心室性頻拍）や心室性期外収縮にも使用します[1,2]．

### 2）ランジオロールとエスモロールの違い[3]

- ランジオロール（オノアクト®）：短時間作用性 $β_1$ 選択性ブロッカー（$β_1$ 選択性は $β_1：β_2 = 277：1$）．血中および肝臓で加水分解され，血中半減期は約 4 分．10 〜 100 µg/kg/分（投与中は必ず心拍数と血圧を測定し調節する）の持続静脈内投与，循環機能が良好な患者の緊急処置として，もしくは 0.05 〜 0.2 mg/kg を緩徐静注します．
- エスモロール（ブレビブロック®）：短時間作用性 $β_1$ 選択性ブロッカー（$β_1$ 選択性は $β_1：β_2 = 20：1$）．赤血球エステラーゼで加水分解され，血中半減期は約 9 分．「**1 mg/kg を 30 秒で静注**」と添付文書にありますが，血圧低下と過度の脈拍低下の可能性がありその量の **1/3 〜 1/2** を使用し再度追加し

たほうがよいでしょう．
- ランジオロールはエスモロールに比べて心筋抑制作用が弱いため，同等の心拍数低下作用において血圧低下は軽度です[4]．
- プロプラノロール（インデラル®）：$\beta_1$非選択性で長時間作用薬なので，最近では（麻酔科領域では）あまり使用されません．**0.5〜2 mg**を静脈内投与します．

### 3）抗不整脈薬として以外の適応

①急性の病態で静脈内投与が必要な場合
  a. 甲状腺クリーゼ（心筋$\beta$受容体の亢進により，頻脈や不整脈が発生します）
  b. Fallot四徴症の低酸素発作時（漏斗部筋性収縮の解除）
  c. 左室流出路狭窄解除（閉塞性肥大型心筋症や僧房弁形成後）
  d. 褐色細胞腫（アドレナリン優位の場合の頻脈や頻脈性不整脈に対して）

②慢性の投与（経口投与）
  a. 慢性心不全（$\beta$受容体の細胞内情報伝達障害の改善，心筋酸素消費量の低下，細胞内$Ca^{2+}$過負荷や酸化ストレスの軽減，抗不整脈作用が期待できます）
  b. 狭心症（特に労作性狭心症で，心筋酸素需要を減らします）
  c. Fallot四徴症や左室流出路狭窄疾患での発作予防
  d. 先天性QT延長症候群（特に**LQT1**および**LQT2**）の発作予防
  e. 降圧薬として

### 4）使用禁忌

- 糖尿病性ケトアシドーシス，高度徐脈，房室ブロック（Ⅱ，Ⅲ），洞房ブロック，心原性ショック，肺高血圧による右心不全，未治療の褐色細胞腫．
- 禁忌ではないですが，**気管支喘息患者，ブルガダ症候群患者や異型狭心症患者では**使用を控えたほうがよいかもしれません．
- 術前使用症例では，当日まで服用させます（周術期の$\beta$ブロッカー中止で，血圧上昇や心筋虚血発症率上昇の報告があります）[5]．

● Q20 βブロッカーの適応は？

### まとめ

1. βブロッカーは抗不整脈薬のⅡ群に属します．その使用目的のほとんどが，心臓に対する作用ですので，$\beta_1$ 選択性の高いもののほうが安全です．
2. 静注薬としては，$\beta_1$ 選択性が高く調節性のよい（半減期の短い）ランジオロールやエスモロールが安全で使いやすい薬剤です．
3. 心房細動（副伝導路のない）の心拍数低下目的に使用しますが，急性の心房細動では洞調律に戻ることもあります．

（中尾慎一）

● 文献

1) 井上　博ほか：循環器病の診断と治療に関するガイドライン(2012年度合同研究班報告)，心房細動治療(薬物)ガイドライン(2013年改訂版)
2) 児玉逸雄ほか：循環器病の診断と治療に関するガイドライン(2008年度合同研究班報告)，不整脈薬物治療に関するガイドライン(2009年改訂版)
3) 小出康弘ほか：短時間作用型β遮断薬は周術期に何をもたらすか？ 日臨麻会誌，31：282-91，2011
4) Sasano J：In rabbits, landiolol, a new ultra-short-acting, β-blocker, exerts a more potent negative chronotropic effect and less effect on blood pressure than esmolol. Can J Anaesth, 48：985-89, 2001
5) Wallace AW, et al：Association of the pattern of use of perioperative β-blockade and postoperative mortality. Anesthesiology, 113：794-805, 2010

[抗不整脈薬]

## Q21 降圧薬で使うカルシウム拮抗薬と抗不整脈薬として使うカルシウム拮抗薬はどこが違うの？

### 1. カルシウム拮抗薬の種類[1]

- 電位依存性カルシウムチャネルは，L，N，P/Q，R そして T の型（サブタイプ）に分けられます．このうち，**カルシウム拮抗薬は（主に）L 型カルシウムチャネルに作用しこれを抑制します**．結合部位の違いにより，**ジヒドロピリジン dihydropyridine；DHP 系**（ニカルジピン，アムロジピン，ニフェジピンなど，語尾にジピンがつくもの），フェニルアルキルアミン phenylalkylamines；PAA とベンゾチアゼピン benzochiazepin；BTZ 系に分類されます．

- DHP 系は血管選択性が高く，血管平滑筋を弛緩するため降圧薬として用いられます．PAA 系のベラパミルは心臓選択性が高く，心筋抑制作用を有しますが，刺激伝導系に作用するため抗不整脈薬として使用されます．BTZ 系のジルチアゼムはその中間的な作用を示します．

#### 1）ジヒドロピリジン（DHP）系カルシウム拮抗薬

- 血圧低下を目的（降圧薬）として使用します．**L 型**（活性化時間が長いという意味での long lasting の L）カルシウムチャネルに主に作用しますが，**N 型**（神経のという neuronal の N）や **T 型**（活性化時間が短いという transient の T）にも作用するカルシウム拮抗薬が臨床使用されています（**表 1**）．

- N 型は交感神経終末に存在し，活性によりノルアドレナリンの遊離を促進します．T 型は平滑筋，心臓，腎臓や副腎に存在，心臓では洞房結節に存在し自動能に関与しています（活性化で心拍数増加，拮抗で心拍数低下）．L 型と T 型もしくは N 型の両者を抑制する拮抗薬は，（血圧低下による反射性の）頻脈を起こしにくいといわれています．

- 代表的な薬に**ニカルジピン（ペルジピン®）注射薬**があります．ニカルジピンは **L 型カルシウムチャネルのみに拮抗します**．血管平滑筋を弛緩させ血圧

● Q21　降圧薬で使うカルシウム拮抗薬と抗不整脈薬として使うカルシウム拮抗薬はどこが違うの？

**表1**　ジヒドロピリジン（DHP）系カルシウム拮抗薬

|  | L型ブロック | T型ブロック | N型ブロック |
| --- | --- | --- | --- |
| ニカルジピン（ペルジピン®） | ＋ | － | － |
| ニフェジピン（アダラート®） | ＋ | － | － |
| アムロジピン（アムロジン®，ノルバスク®） | ＋ | － | － |
| エホニジピン（ランデル®） | ＋ | ＋ | － |
| ニルバジピン（ニバジール®） | ＋ | ＋ | － |
| アゼルニジピン（カルブロック®） | ＋ | ＋ | － |
| シルニジピン（アテレック®） | ＋ | － | ＋ |
| ベニジピン（コニール®） | ＋ | ＋ | ＋ |

を低下させますが，反射性に頻脈が起こります．作用時間が短く調節性はよいですが，作用が切れたときに反応性に血圧が高くなることがあり注意を要します．血圧を見ながら 0.5 mg ずつ静注，もしくは 2 〜 10 μg/kg/分で持続静注します．

2）ベンゾチアゼピン系カルシウム拮抗薬：ジルチアゼム（ヘルベッサー®）
- 洞房結節や房室結節を抑制するため，頻脈性発作に有効です．血管平滑筋弛緩作用は弱く血圧低下は軽度ですが，冠動脈拡張作用が強いため，冠攣縮性狭心症（coronary artery spasm）の治療（特に予防）に有効です[2]．血圧や心拍数をモニターしながら 10 mg を 3 分以上かけて緩徐に静注，もしくは 1 〜 15 μg/kg/分で持続静注（成人）します．

3）フェニルアルキルアミン系カルシウム拮抗薬：ベラパミル（ワソラン®）
- 心臓に作用する完全な抗不整脈薬（Vaughan Williams 分類のIV群）です．血管拡張作用はほとんどありませんが，心筋抑制作用があり，心原性ショック，重篤なうっ血性心不全，急性心筋梗塞，重篤な心筋症やβブロッカーの静注を受けている患者では使用禁忌です．洞結節や房室結節を抑制し激発活動（triggered activity）も抑制するため，特に頻脈性発作（発作性上室性頻拍，心房粗動や心房細動の心拍数コントロール，左室起源特発性心室頻拍の停止）に有効です[3,4]．心電図をモニターしながら，成人で 5 mg を 5 分以上かけて緩徐静注します．

## 2. カルシウム拮抗薬の抗不整脈作用

### 1）洞房結節と房室結節の抑制

- 心臓の洞房結節の自動能や房室結節の活動電位には，カルシウムチャネルが関わっています．このため，**ジルチアゼムやベラパミルにより，洞房結節の自動能抑制（徐脈）や房室伝導抑制による不応期延長（リエントリー抑制や心房細動の心拍数低下）**が起こります．

### 2）異常自動能の抑制

- 虚血などの病的状態では，心室筋細胞や Purkinje 線維が勝手に脱分極して，異常な自動能を持ってしまうことがあります．この異常自動能にもカルシウムチャネルが関わっているため，カルシウム拮抗薬が有効です．

### 3）激発活動の抑制（triggered activity）

- 不整脈の原因の1つである**撃発活動**には，**早期後脱分極 early after depolarization；EAD と遅延後脱分極 delayed after depolarization；DAD** があり，両者とも細胞内 $Ca^{2+}$ 濃度の過剰な上昇が原因であるため，カルシウム拮抗薬が有効です．

## 3. カルシウム拮抗薬の心筋収縮抑制や平滑筋弛緩作用のメカニズム

- すべての筋肉（骨格筋，心筋，平滑筋）は最終的には細胞内 $Ca^{2+}$ 濃度の上昇により収縮します．**カルシウム拮抗薬は心筋や平滑筋のL型カルシウムチャネルを抑制し，細胞外から細胞内への $Ca^{2+}$ 流入を抑制します（細胞外 $Ca^{2+}$ 濃度は細胞内の約 10,000 倍：細胞内 100 nM，細胞外は 1 ～ 2 mM）**．しかし骨格筋は，細胞外からの $Ca^{2+}$ 流入は収縮にまったく関係ないため，カルシウム拮抗薬は作用しません．

### 1）心筋収縮のメカニズム

- 心筋細胞に活動電位発生→L型カルシウムチャネル開口→細胞外 $Ca^{2+}$ 流入→筋小胞体（sarcoplasmic reticulum：SR）のリアノジン受容体Ⅱが開口しSRから細胞質への $Ca^{2+}$ の流出（$Ca^{2+}$ induced $Ca^{2+}$ release：CICR）→ $Ca^{2+}$ がトロポニンCに結合しアクチン・ミオシンの滑走が起こり心筋収縮．

### 2）平滑筋収縮のメカニズム

- 脱分極による収縮と受容体（$\alpha_1$ アドレナリン受容体など）を介する2つの収縮機構があります．このうち，カルシウムチャネルが関与するのは脱分極

- Q21 降圧薬で使うカルシウム拮抗薬と抗不整脈薬として使うカルシウム拮抗薬はどこが違うの？

による収縮です．

- **脱分極による収縮**：平滑筋に活動電位が発生→**L型カルシウムチャネルが開口し細胞外からの$Ca^{2+}$流入**→リアノジン受容体が開口しSRからの$Ca^{2+}$の細胞質へ流出（CICR）→$Ca^{2+}$がカルモジュリンに結合し，ミオシン軽鎖キナーゼを活性化しミオシン軽鎖がリン酸化され，アクチン・ミオシンの滑走が起こり平滑筋収縮．

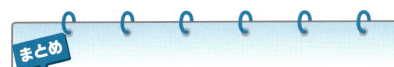

**まとめ**

1. カルシウム拮抗薬は，主にL型のカルシウムチャネルを阻害し，細胞外からの$Ca^{2+}$の流入を抑制します．
2. ニカルジピンなどのDHP系カルシウム拮抗薬は，主に平滑筋に作用しこれを弛緩させるため，降圧薬として使用します．ベラパミルは主に心筋に作用し，抗不整脈薬（IV群）として使用します．ジルチアゼムはこの中間の作用を示し，抗不整脈薬としてだけでなく，冠動脈攣縮性狭心症の治療（特に予防）に有効です．

（中尾慎一）

● 文献
1) 阿部雅紀：循環器系薬剤のトレンド2 カルシウム拮抗薬．日大医学雑誌，73：12-3, 2014
2) 中尾慎一ほか：予期せぬ全身麻酔中の致死的不整脈(ブルガダ症候群，QT延長症候群，冠動脈攣縮)—不整脈の原因と治療法を知ろう！ 日本臨床麻酔学会誌，34：1-10, 2014
3) 井上 博ほか：心房細動治療(薬物)ガイドライン(2013年改訂版)．循環器病の診断と治療に関するガイドライン(2012年度合同研究班報告)
4) 児玉逸雄ほか：不整脈薬物治療に関するガイドライン(2009年改訂版)．循環器病の診断と治療に関するガイドライン(2008年度合同研究班報告)

[抗不整脈薬]

## Q22 アトロピンの作用機序と，適応は？

### 1. ムスカリン性アセチルコリン受容体

- ムスカリン受容体はGTP結合蛋白質に共役した代謝型受容体であり，M1～M5の5種類のサブタイプが存在します．M1とM3受容体は，GTP結合蛋白質のGq/11と共役し，M2とM4はGi/oと共役しています．M1受容体は主に分泌細胞，脳や自律神経節，M2受容体は主に心筋に，M3受容体は主に平滑筋や分泌細胞，M4とM5は主に脳に存在します．
- 心臓に多いM2の刺激では，Gi/oを介して，アセチルコリン感受性$K^+$チャネルが開口したり，アデニル酸シクラーゼが抑制され心筋細胞内cAMP濃度が低下します．このため，cAMP依存性のAキナーゼの活性化が低下し，L型カルシウムチャネルを介する細胞外$Ca^{2+}$の細胞内流入の低下や緩徐活性化遅延整流$K^+$チャネルの抑制などが引き起こされます[1]．これは，Gsと共役してアデニル酸シクラーゼを活性化し，細胞内cAMPを増加させる$β_1$受容体の逆です．
- 一方，アセチルコリン感受性$K^+$チャネルは心室筋には存在しませんが，この開口により，心房の活動電位時間が短縮し（心房細動の一因），また洞結節や房室結節の脱分極を抑制し徐脈を引き起こします．
- 心臓以外のムスカリン受容体の刺激では，消化管運動の亢進，消化液分泌の促進，血管平滑筋拡張，気管支平滑筋収縮，目では縮瞳，眼圧低下，膀胱収縮で排尿を促します．

### 2. アトロピンの作用

- アトロピンは，ムスカリン性アセチルコリン受容体を阻害し，副交感神経遮断作用を示します．

### 1) 心臓への作用

- 洞房結節のペースメーカー電流が増大し心拍数が増加します．この心拍数増加作用は，副交感神経の亢進状態が高いほど効果が表れやすいため，その効果には個人差があります．例えば，副交感神経活動は若年者のほうが高齢者よりも優勢であり，アトロピンによる徐脈に対する心拍数増加作用は，一般に若年者のほうが効果的です[2]．

### 2) 心臓以外の作用

- 末梢作用：眼（瞳孔散大，眼圧上昇），腺分泌（唾液，汗，胃酸，気道分泌）抑制，胃腸平滑筋弛緩と運動抑制，膀胱や気管支平滑筋の緊張低下があります．
- 中枢作用：大量投与で興奮作用があります．

## 3. アトロピンの適応[3]

- 静脈内投与で，作用発現は 45～60 秒，最大効果は約 2 分後です．
- **徐脈に対して**：成人では 0.5 mg（1A）静注，小児では 0.01～0.02 mg/kg 静注します．**相対的少量投与の場合，かえって心拍数を減らすことがあるので注意が必要です**（中枢性徐脈）．また，上記のように，その心拍数増加作用は個人差があり，効果があまりない場合や逆に予想以上に頻脈になってしまうこともあり，過度の頻脈が危険な場合（高度の大動脈弁狭窄症や僧帽弁狭窄症，閉塞性肥大型心筋症，虚血性心疾患）では使用には注意が必要です．
- 心肺蘇生での使用：心静止や無脈性電気活動などの心停止に対しては，ルーチンの使用は推奨されていませんが〔2010 年 American Heart Association の「心肺蘇生と救急心血管治療のためのガイドラインの ACLS（advanced cardiovascular life support）心停止アルゴリズム」からは削除されています〕，（有害ではなさそうであり）アドレナリンが無効な場合は考慮してもよいと思います．
- 麻酔前投薬として：以前は迷走神経反射抑制と分泌抑制のため使用されていましたが，現在はかえって害であることがわかり，この目的ではほとんど使用されていません．
- 非脱分極性筋弛緩薬の拮抗：抗コリンエステラーゼ薬のムスカリン作用の拮抗に使用されますが，スガマデクスの出現によりこの目的での使用は激減しています．

- 電気的痙攣療法 electrical convulsions therapy；ECT の前投与：痙攣誘発中に，副交感神経興奮による過度の徐脈や分泌増加などを予防するために使用することがあります．
- 有機リン系殺虫剤中毒：有機リンはコリンエステラーゼ活性を抑制するので，アセチルコリンが過剰に増加し副交感神経が興奮状態となるためです．
- 胃・十二指腸潰瘍における分泌ならびに運動亢進，胃腸の痙攣性疼痛，胆管・尿管の疝痛，痙攣性便秘などに対して使用することがあります．

### 4．使用法

- 使用禁忌：緑内障（眼圧上昇のため），前立腺肥大による排尿障害（膀胱平滑筋弛緩と膀胱括約筋緊張により，排尿障害を悪化），麻痺性イレウス（消化管運動抑制により症状の悪化）
- 使用注意：うっ血性心不全（心拍数増加により，心臓に過負荷），重篤な心疾患（心筋梗塞に併発する徐脈や房室伝導障害には，過度の迷走神経遮断効果として心室頻拍・細動を起こす可能性），潰瘍性大腸炎（中毒性巨大結腸が出現する可能性），甲状腺機能亢進症（頻脈，体温上昇などの交感神経興奮様症状が増強する可能性），高温環境にある患者（発汗抑制が起こり，体温調節が困難になる可能性）．
- 併用注意：抗コリン作用を有する薬物（三環系抗うつ薬，フェノチアジン系薬物，イソニアジド，抗ヒスタミン薬など，抗コリン作用を相対的に増強），モノアミン酸化酵素阻害薬 monoamine oxidase inhibitor；MAO 阻害薬（抗コリン作用を増強），ジギタリス（ジギタリス製剤の血中濃度を上昇），プラリドキシムヨウ化メチル pralidoxime methiodide；PAM（局所血管収縮作用が，アトロピンの組織移行を遅らせる）．

● Q22 アトロピンの作用機序と，適応は？

**まとめ**

1. アトロピンは，ムスカリン性アセチルコリン受容体を阻害し，副交感神経遮断作用を示します．
2. アトロピン投与で，心臓では洞房結節のペースメーカー電流が増大し，心拍数が増加します．
3. 心拍数増加作用は，副交感神経の亢進状態が高いほど効果が現れやすいため，個人差があります．また，相対的少量投与の場合，かえって心拍数を減らすことがあるので注意が必要です．

（中尾慎一）

● 文献
1) 小野克重：抗不整脈薬の分子標的と今後の展望—古くて新しい抗不整脈薬．心電図，33：121-8，2013
2) Faria DM, et al：Influence of age on inducibility and cholinergic modulation of arrhythmia in isolated rat right atria. Age(Dordr), 31：51-8, 2009
3) 日本麻酔科学会編：Ⅷ循環作動薬 アトロピン硫酸塩水和物．麻酔薬および麻酔関連薬使用ガイドライン，第3版，190-3，2009

● I章　基礎編：作用機序はどうなっているの？

[抗不整脈薬]

## Q23　局所麻酔薬の作用機序は？

- 局所麻酔薬は表面麻酔や浸潤麻酔，伝達麻酔，硬膜外麻酔，脊髄くも膜下麻酔に用いられるほか，リドカイン（キシロカイン®2％注射液，オリベス®）は抗不整脈薬として期外収縮（心室性，上室性），発作性頻拍（心室性，上室性），急性心筋梗塞時および手術に伴う心室性不整脈の予防を目的とした使用が保険適用になっています．
- 対照的にブピバカイン（マーカイン®）には催不整脈作用があり心毒性が強い一方で，ラセミ体のレボブピバカイン（ポプスカイン®）は心臓への作用が弱いことが知られています．局所麻酔薬の心臓への作用機序を理解し，適切に，安全に使いましょう．

### 1. 局所麻酔薬の心臓への作用機序

- 局所麻酔薬は交感神経や副交感神経の入力を遮断し，血行動態に間接的に作用するだけでなく，直接心臓に作用して刺激伝導系を抑える働きがあります．**心筋膜のNaチャネルを阻害し，活動電位の立ち上がり速度を遅くします**．心電図上PR間隔とQRS間隔の延長が特徴です．血中濃度が高いと洞結節の自発的ペーシング活動が抑制されるため，洞性徐脈や洞停止が起こります．
- 局所麻酔薬による刺激伝導抑制作用は局所麻酔薬の種類によって多少異なります．
- ブピバカインはリドカインと比較してPurkinje線維と心室筋の脱分極相を高度に抑制するため不応期からの回復が遅くなります（図1）．特に頻拍のときには，Naチャネル遮断作用が相対的に遷延し不整脈を誘発します．
- 一方，リドカインは心拍数の影響が少なく，頻拍性不整脈に対する治療薬として用いられます．リドカインはVaughan-Williams分類Ib群に分類され，**Naチャネル遮断作用が弱くKチャネルの開口を促進するため，活動電位持**

● Q23 局所麻酔薬の作用機序は？

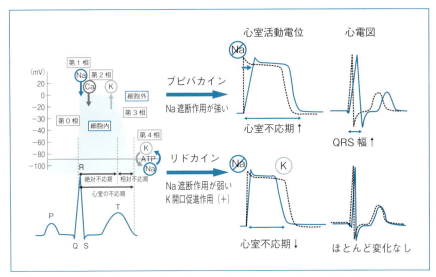

図1 局所麻酔薬による活動電位と心電図の変化

続時間や不応期が短縮するからです．

## 2. 抗不整脈薬としてリドカインを用いる際の注意点

- リドカインは主に心室性不整脈に対して用いられる心抑制の少ない抗不整脈薬です[1]．治療域血中濃度はおよそ 2.0 〜 5.0 μg/mL と範囲が狭く，静脈内注射の効果は単回投与の場合，通常 10 〜 20 分で消失します[2]．一方，持続投与を行う場合は局所麻酔薬中毒に注意が必要です．必ず頻回の血圧測定と心電図の連続監視下に投与します．

## 3. 局所麻酔薬の心毒性

- 局所麻酔薬中毒に伴う心血管系症状は血中濃度により異なります[3]（図2）．
- 血管内投与時やブピバカイン使用時は，心血管系症状が中枢神経系症状に先行することがあります．
- ブピバカインの高用量投与では心室性不整脈の発生率が高い一方，リドカイン，メピバカイン，テトラカインではほとんどみられません．
- 妊娠中はブピバカインの心毒性が増強されます．

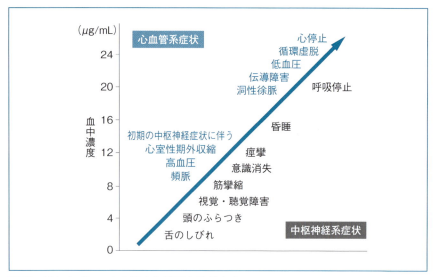

図2　リドカインの血中濃度と局所麻酔薬中毒

### 4. 局所麻酔薬中毒と心蘇生

- 局所麻酔薬の過量投与，血管内投与によって局所麻酔薬中毒が起こった場合，以下に留意する必要があります．
- 局所麻酔薬中毒に伴う不整脈の治療に，リドカインは使用できません．
- 20％脂肪乳剤（イントラリポス®）の投与が推奨されています．
- 長時間作用型の局所麻酔薬はチャネルへ長く作用するため，治療抵抗性ですが，アドレナリンが第1選択薬であることに変わりありません．
- アシドーシスや低酸素症に移行すると，ブピバカインの心毒性を著しく増強し，心停止後の蘇生は極めて困難になるため，発生の予防が重要です．

● Q23 局所麻酔薬の作用機序は？

**まとめ**

1. 局所麻酔薬は心臓の刺激伝導系を抑える働きがあります．
2. 心筋内へのNa$^+$流入を阻害し，活動電位の立ち上がりを遅くします．
3. リドカインはKチャネルの開口を促進するため，活動電位持続時間や不応期が短縮します．

（長谷川麻衣子）

● 文献

1) Collinsworth, KA et al：The Clinical Pharmacology of Lidocaine as an Antiarrhythymic Drug. Circulation, 50：1217-30, 1974.
2) 日本循環器学会，日本TDM学会：日本循環器学会／日本TDM学会合同ガイドライン（2013-2014年度合同研究班報告．2015年版 循環器薬の薬物血中濃度モニタリングに関するガイドライン
3) 日本麻酔科学会：局所麻酔薬中毒への対応プラクティカルガイド（2017年6月制定），2017

[輸液製剤]

## Q24 リンゲル液は，点滴後にどこに分布するの？

### 1. リンゲル液の考え方

- すでに1960年代に輸液療法の研究をしていたテキサス大学のShires教授は以下のように述べています．
「手術中の晶質液は細胞外液を補うものであり，出血は血液で補うものである．晶質液は血液の代わりにはならない．患者管理の基本とは，正常な血液量と体液・電解質を維持することであり，水浸しにすることにより達成されるものではない」．
- リンゲル液を循環管理に用いられると過度の期待をすると，生理的な体液の恒常性を保てなくなります．

### 2. リンゲル液の組成と分布領域

- リンゲル液は細胞外液の組成に近いように調製されたものです．ナトリウム濃度は130 mEq/L，カリウム濃度は4 mEq/L程度です．この溶液は血管内に投与されても細胞外液分布領域に拡散し，一部は腎臓から濾過されていきます．
- ナトリウム濃度が高いものは血管内容量を増やすと考えがちですが，細胞外液分布領域と血管内容量の領域とは性質の異なるものです．おそらく，細胞外液分布領域に拡散するのであれば，細胞外液の一部である血管内容量を増やすと考えるのではないでしょうか．
- しかし，**投与された輸液は血管外間質容量と血管内容量を同じ比率で増やすということはありません**．ナトリウムは小さい分子です．ナトリウムが作り出す浸透圧はナトリウムを通過させない細胞膜の前後で発生するものですから，晶質浸透圧と呼びます．
- 血管内外の水の動きは膠質浸透圧と呼ばれます．血管内容量の増加効果は膠

質浸透圧で決まります．リンゲル液は細胞外液が分布する領域に拡散するので血管内容量を増やすように調製されたものではないのです．

## 3. リンゲル液は血液の代わりになるか？

- 多くの教科書には投与した細胞外液輸液の 1/3 〜 1/4 は血管内に残ると記されています．投与された輸液は一定の割合で血漿増量効果があると信じられています．血漿増量効果があるとすれば，術中の in-out バランスと手術前後の循環血液量の増減の間には相関があるはずです．尿に出てしまえば，血漿増量効果はありませんが，体内に残っているのであれば血液量は増えるはずです．循環血液量はベッドサイドではなかなか測定することができないので，体液管理にとっては重要な晶質液の血漿増量作用は確かめにくいものでした．
- しかし，実際に手術患者を対象に術前後の循環血液量を測定した研究では輸液の in-out バランスと術前術後の循環血液量の間には関連が認められませんでした．ある研究では平均で 3.5 L を超えるプラスバランスであった患者の循環血液量は術後にプラスになるどころか，減少していたことが報告されています[1]．血液量が増えていないということは血管外の細胞間質に貯留していることになります．
- これらのことを考えると術中の**晶質液はあくまで細胞外液分布領域に分布する**ことがよくわかります．晶質液の投与量を調節しても術後の循環血液量を調節することは困難であることがわかると思います．
- 投与した輸液がどの程度血管内にとどまるかを調べた研究では，血管内容量を増やしたものもみられましたが，投与量との間に相関がありませんでした（図 1）[2]．すなわち，晶質液は血管に投与されますが，速やかに細胞外液領域に拡散し，必要がないものは尿として排泄されることを示しています．
- このように晶質液を投与する目的は血管外も含めた細胞外液分布領域に水・電解質を与えることであって，血管内の容量を増やす効果は不確実であるので**意図的に血管内容量を増やすことはできない**と考えるべきでしょう．

## 4. 急速輸液の効果

- 麻酔導入後に血圧が低下すると「ハイポだね」と言いながら，輸液を急速に投与することがあります．少しすると血圧も上昇するので，「輸液を与えてよかった」と思います．しかし，果たして 10 分ほどの間に入れた 200 mL

● I章　基礎編：作用機序はどうなっているの？

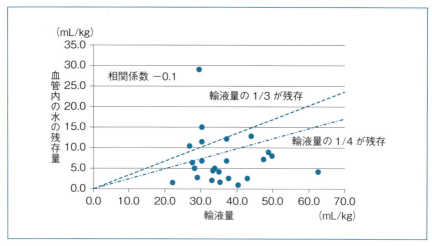

**図1　輸液量と血管内の水の残存量**
顎変形症手術患者を対象に輸液量と手術終了時の血管内残存量を調べた．血管内残存量は血中ヘモグロビン濃度の変化をもとに算出した．輸液量と血管内残存量の間には相関関係は認められなかった．
（文献2）より引用改変）

程度の輸液が本当に血圧を上げたでしょうか？
- 実際に急速輸液は血液量を一過性に増加させます．急速輸液は血漿増量作用があり，さらにその効果は速度依存性です．速度が速ければ速いほど**輸液を投与している間は血液量は増えます**．しかし，ひとたび輸液の投与を止めると速やかに血液量は元に戻ります[3]．これは穴の開いている盥に水をためているのと同じです．水が出ていく速度以上の速度で水を注げば水位は上がっていきます．しかし，注ぐのを止めれば水位は下がるのです．
- 輸液を投与するとヘモグロビンは薄まります．輸液によるヘモグロビン濃度の希釈率をモニターすればどの程度の輸液が血管内に残るかがわかります．30分間急速輸液をすると速やかにヘモグロビンは希釈されます．しかし，その希釈も速やかに元に戻っていきます（図2）[3]．
- このように急速輸液は低血圧を緊急回避するためには，効果がありますが，その効果は極めて限定的だということです．

## 5．余分な輸液はどこへ？

- リンゲル液の血管内容量を増やす効果は不確実で限定的だということを説明

● Q24 リンゲル液は，点滴後にどこに分布するの？

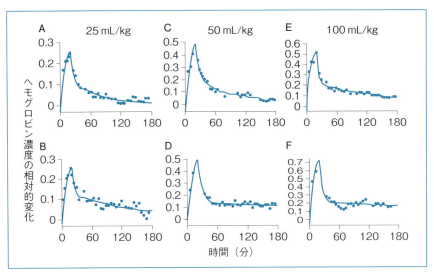

図2 輸液速度と血管内輸液残存量の関係
ヒツジを対象に各輸液速度での血漿増量作用をみたものである．血漿増量作用は血中ヘモグロビン濃度の希釈率により評価している．20分間でそれぞれの輸液量を投与し，その後のヘモグロビン濃度の変化をみている．輸液を投与している20分間はヘモグロビン濃度が希釈され，速度依存性に血漿量が増加しているが，投与中止とともに速やかにヘモグロビン濃度が元に戻っている．すなわち，輸液による血漿増量作用は投与量ではなく，投与速度に依存することがわかる．上段A，C，EとB，D，Fは異なる2頭のヒツジである．
(文献3) より引用)

してきましたが，血管内に残らなかった輸液はどこへ行くのでしょうか？
- いわゆるサードスペースに行くので必要な輸液だと言えますか？実はサードスペースは，手術部位にできると考えるよりも余分な輸液をした結果，できるものだと考えたほうがよさそうです．
- 術後には手術部位やその他にも浮腫がみられます．これは手術をしたから仕方なく起こるものではなく，輸液による浮腫，すなわち「**輸液浮腫**」と言えます[4]．輸液の量が増え，尿として排泄されないとこの浮腫は大きくなります．したがって，輸液を過剰に与えなければ輸液浮腫を軽減することができます．

● I章　基礎編：作用機序はどうなっているの？

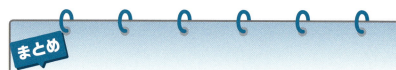

1. リンゲル液は細胞外液分布領域に広がります．
2. リンゲル液は血管内容量を増やすとは限りません．
3. 輸液浮腫を作らないよう大量投与に注意を要します．

（飯島毅彦）

● 文献

1) Rehm M, et al：Extra protein loss not caused by surgical bleeding in patients with ovarian cancer. Acta Anaesthesiol Scand, 42：39-46, 1998
2) Nishimura A, et al：The Amount of Fluid Given During Surgery That Leaks Into the Interstitium Correlates With Infused Fluid Volume and Varies Widely Between Patients. Anesth Analg, 123：925-32, 2016
3) Svensen CH, et al：Elimination rate constant describing clearance of infused fluid from plasma is independent of large infusion volumes of 0.9% saline in sheep. Anesthesiology, 101：666-74, 2004
4) 飯島毅彦：知っておきたい！予後まで考える!! 周術期の輸液・輸血療法 KEYNOTE，克誠堂出版，2017

[輸液製剤]

# Q25 代用血漿には，どのような種類があるの？

## 1. 代用血漿の意味

- 代用血漿とは，血漿の代わりになるものという意味です．血漿はアルブミンが主体ですが，水分のほか，凝固因子も含まれています．アルブミンの代わりになるものか，凝固因子の代わりになるものか，血漿のどの役割を代用するかにより代用血漿になるものは変わります．
- ただ，麻酔科医の間では，代用血漿とは「血漿の血管内容量を保つ性質を代用するもの」という意味で使われているようです．血管内容量を保つには，血管内に停滞し，為害作用のないものということになります．リンゲル液はどうでしょうか？　前項でも述べたようにリンゲル液は細胞外液の分布領域に拡散していきますから血管内容量を増やすとは限りません．
- 血管内容量を増やすものは，ヒドロキシエチルスターチ（デンプン）hydroxyethylstarch；HES と低分子デキストランとの2種類になります．

## 2. 膠質浸透圧とは？

- 血管内容量を増やすには，血管から漏出しない成分が必要です．
- リンゲル液は低分子の晶質からできています．晶質は毛細管レベルでは血管内外をある程度自由に出入りできます．血管内外は比較的大きな分子であれば行き来することができません．そのため，**血管外に漏出しない大きな分子の製剤が代用血漿**になります．
- 膜に隔てられた2つの空間の溶質の行き来は浸透圧により決められます．血管内外の水の出入りを決める浸透圧が膠質浸透圧です．血漿内の主要な膠質はアルブミンです．アルブミンの分子量は 66,000 ですから，この程度の分子量のものを通さない半透膜が作り出す浸透圧が膠質浸透圧になります．リンゲル液には膠質浸透圧はありません．

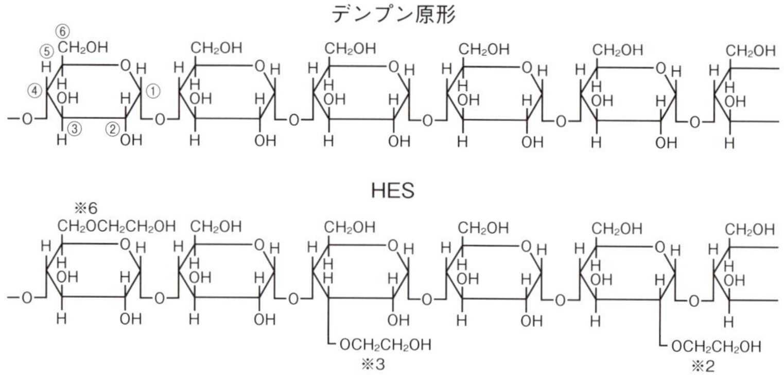

● I章 基礎編：作用機序はどうなっているの？

**図1 デンプンの原型アミロペクチン鎖とヒドロキシエチルデンプン**
上段のデンプンは血中アミラーゼにより即座に分解され，低分子になる．ヒドロキシエチル基を2，3，6位の炭素原子に置換させたものが下段のHESである．
(宮尾秀樹：第3世代HESのすべて—術中輸液の新しい潮流，真興交易医書出版部，2014より引用改変)

- 代用血漿は膠質浸透圧がありますが，数値としては実は提示されません．それは定量分析をする際の膜の穴の大きさで変わってくるからです．
- 代用血漿はアルブミン程度の分子量を持つものと言ってよいでしょう．

### 3. 代用血漿はどのように設計されているか？

- 現在，販売されているHES130は第3世代のHES製剤と呼ばれています．分子量の大きなものは血管内にとどまることから大きな分子量のものが開発され，また，分解速度を遅くするためにグルコピラノース環をヒドロキシエチル基で置換されている割合の高いものが作られてきました（図1）．
- しかし，第1世代，第2世代の巨大分子，高置換度のHESは凝固障害や腎障害の副作用が出たために低分子量，低置換度のものに移行してきました．
- そこで現在開発されたHES130が出てきました．HES70は第2世代ですが，分子量が小さく，副作用が少ないために現在でも使用されています．分子量が小さいため，分解されやすく，膠質浸透圧が低下するのが速いので，血管内容量を維持する時間も短いと言えます．

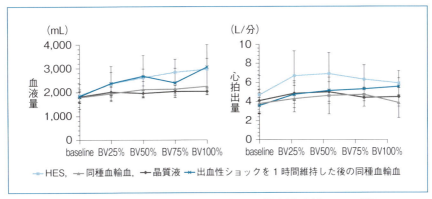

**図2　各輸液製剤の循環血液量増量効果（左）と心拍出量（右）への影響**
麻酔下の家畜ブタに各輸液製剤を循環血液量 blood volume；BV の 25, 50, 75, 100％相当量を投与し，BV，心拍出量 cardiac output；CO を測定した．大量の晶質液，過剰の輸血では BV 増加効果は低く，CO の増加もわずかである．一方，HES は BV 増加効果が高く，CO も増加した．
（文献 1）より引用改変）

## 4. HES の使い方

- 血管内容量を増やすために使われますから，血液量を増やす必要があると判断されたときに使用します．赤血球濃厚液は出血量が循環血液量の約 30％を超えたときを目安に使用するように適正使用基準が決められていますから，HES はそこまでいかない出血に対して**血管内容量の保持に使用**されます．細胞外液輸液製剤も出血時には投与されますが，血管内容量の増加効果は HES ではほぼ 1：1 ですが，細胞外液輸液製剤は血管内停滞時間も短く，効果は一過性です．循環血液量の増加効果と同時に心拍出量の増加も期待できます（図2）[1]．
- しかし，循環血液量の 30％を超える出血があり，動脈血中ヘモグロビン濃度が 7 g/dL を切るようになってきたら赤血球濃厚液を投与することを考慮します．急速大量出血の場合には投与量が多くなりますが，HES130 の投与量の上限は 50 mL/kg ですから，体重 50 kg の人の場合には 2,500 mL まで投与が可能です．
- 一方，HES70 製剤は添付文書では 1,000 mL が投与上限になっています．HES130 は治験の段階で投与量を増やして行われたために投与量の上限が高

く認められました.

### 5. HES の使用上の注意

- HES130（ボルベン®）および HES70（サリンヘス®）の添付文書には,「重症敗血症等の重症患者管理における相対的な循環血液量低下には使用しないこと」と記載されています．重症敗血症では血管の透過性が亢進しているため，循環血液量を保持するのが困難です．
- これまで前負荷を増やすために中心静脈圧 central venous pressure；CVP を目安に晶質液の大量輸液が推奨されてきましたが，大量輸液負荷の問題が指摘され，晶質液の大量投与は躊躇されます．そのため血管容量を効率的に増加する製剤が求められていますが，重症敗血症患者では HES は予後をよくするものではないようです．血管の透過性が亢進していると大きな分子の製剤も血管外に漏出するからではないかと考えられます．
- 重症敗血症ではない患者に対しても HES の腎機能への影響は懸念されますが，最近の臨床研究では HES が腎機能障害を多く発生させるというデータはなく，その安全性が確かめられています[2].

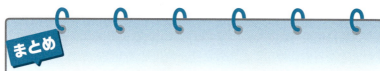

まとめ
1. 代用血漿は膠質浸透圧を持ち，血管内停滞時間が長くなります．
2. 第3世代 HES は安全性が高く，使用範囲が広いです．
3. 敗血症の進んだ症例では使用に注意が必要です．

（飯島毅彦）

### ●文献

1) Masuda R, et al：Preceding haemorrhagic shock as a detrimental risk factor for respiratory distress after excessive allogeneic blood transfusion. Vox Sang, 113：51-9, 2017
2) Joosten A, et al：Crystalloid versus Colloid for Intraoperative Goal-directed Fluid Therapy Using a Closed-loop System: A Randomized, Double-blinded, Controlled Trial in Major Abdominal Surgery. Anesthesiology, 128：55-66, 2018

[抗凝固薬・抗血小板薬]

## Q26 凝固系はどうなっているの？

### 1. 止血とは？

- 血管壁が破綻すると当然ながら出血が生じます．出血の持続は生体にとって好ましいことではありませんから当然ながら破綻した血管壁の修復が必要になります．この最初の機構が"**止血**"です．
- 損傷血管の収縮と損傷部位での血小板凝集による血栓形成からなる"**一次止血**"と，凝固因子が活性化され連鎖的に作用してトロンビンを形成し，これがフィブリノゲンをフィブリンへと変換してフィブリン網の構築とさらなる血小板凝集の活性化によって損傷部位のより強固な修復を行う"**二次止血**"に大きく分類されます[1]．ここでは二次止血に関与する凝固系の仕組みについて解説します．

### 2. 凝固因子

- 凝固反応とは，さまざまな蛋白質やイオンが連鎖して反応すること（**カスケード**）で，この反応に関わる物質を凝固因子と呼びます．凝固因子には第Ⅰ～第ⅩⅢまであり，第Ⅵは欠番となっています（**表1**）．
- 一般に**活性化型はローマ数字の後にaを付記**し，Xaのような形で表記されます．また，一般的に第Ⅰ～第Ⅳ因子までは，ローマ数字を用いずに一般名で呼ばれます．**図1**に二次止血に関与する物質と活性化の経路について示します．

### 3. 内因系凝固と外因系凝固[2]

- 凝固系はその引き金となるものの違いによって，大きく**内因系凝固**と**外因系凝固**に分類されます．
- 内因系凝固は血管内皮の障害や血管壁を損傷したガラスなどの異物と血液

## 表1 各凝固因子と特徴

| 凝固因子 | 半減期 | 産生部位・特徴 |
|---|---|---|
| 第Ⅰ因子<br>フィブリノゲン | 3〜6日 | 肝臓・Ⅰaはフィブリン<br>フィブリン血栓形成 |
| 第Ⅱ因子<br>プロトロンビン | 2〜5日 | 肝臓・Ⅱaはトロンビン<br>フィブリノゲン分解 |
| 第Ⅲ因子<br>TF | | 血管内皮下組織など・外因系凝固の誘起 |
| 第Ⅳ因子<br>カルシウムイオン | | 補助因子 |
| 第Ⅴ因子 | 15〜36時間 | 肝臓・トロンビンによって活性化されⅤaとなりXaの補酵素となる |
| 第Ⅶ因子 | 2〜7時間 | 肝臓・Ⅸ因子を活性化（Ⅸa） |
| 第Ⅷ因子 | 8〜12時間 | 肝臓・Ⅹ因子を活性化（Ⅹa），欠損は血友病A |
| 第Ⅸ因子 | 18〜24時間 | 肝臓・Ⅹ因子を活性化（Ⅹa），欠損は血友病B |
| 第Ⅹ因子 | 1.5〜2日 | 肝臓・トロンビン生成（Ⅱ→Ⅱa） |
| 第ⅩⅠ因子 | 3〜4日 | 肝臓・Ⅸ因子を活性化（Ⅸa） |
| 第ⅩⅡ因子 | | 肝臓・高分子キニノゲンにより活性化 |
| 第ⅩⅢ因子 | 6〜10日 | 血小板，肝臓・フィブリンの安定化 |

第Ⅵ因子は欠番
TF：組織因子 tissue factor
（文献3）より引用）

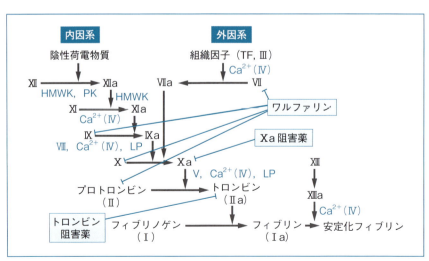

**図1 二次止血に関与する物質と活性化の経路**
HMWK：高分子キニノゲン，LP：リン脂質，PK：プレカリクレイン，TF：組織因子

の接触によって誘起されます．**血管内皮下組織のコラーゲンや異物と血液が接触することで第XII因子が活性化**され，それに引き続いて第XI因子・第IX因子・第VIII因子と順に活性化されます．最終的には第X因子が活性化されることでプロトロンビン（第II因子）からトロンビンが生成されます．凝固系検査での**活性化部分トロンボプラスチン時間 activated partial thromboplastin time；APTTはこの内因系凝固の機序を測定**しています．

- 外因系凝固は外傷などによる組織の損傷によって血管外組織などに分布する**組織因子が放出されることで誘起**されます．組織因子が血液と接触すると，第VII因子が活性化され，組織因子との複合体を形成します．この複合体は，第IX因子や第X因子を活性化させ，プロトロンビン（第II因子）からトロンビンが生成されます．凝固系検査での**プロトロンビン時間 prothrombin time；PTはこの外因系凝固の機序を測定**しています．

### 4．疾患や薬剤と凝固系との関係は？

- 図1に示した通り，凝固系は複数の凝固因子が連鎖した反応であり，疾患や薬剤によって凝固系の障害が生じえます．**凝固因子のほとんどは蛋白質で，肝臓で合成**されることから（表1），肝疾患や先天的な発現異常によって凝固能の低下が生じえます．また，**第II，第VII，第IX，第X因子は還元型ビタミンKが合成に関与**するためビタミンK依存性凝固因子と呼ばれ，ビタミンKの欠乏やワルファリンのようなビタミンK類似構造を持つ薬剤によって凝固能は低下します[4]．

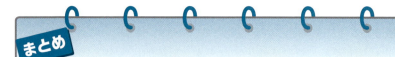

1. 止血は一時止血と二次止血に分類され，凝固系はフィブリン形成という二次止血における重要な役割を担っています．
2. 凝固系は複数の凝固因子が連続する酵素反応で，血管内皮の傷害や組織の損傷によって誘起されます．
3. ビタミンKの欠乏や肝障害に伴って凝固因子の合成が低下することで出血傾向が出ることがあり，APTT（内因系）やPT（外因系）血液凝固検査によって評価を行います．

（中本達夫）

● 文献

1) Dahlbäck B：Blood coagulation. Lancet, 355：1627-32, 2000
2) 尾崎　司ほか：凝固系の活性化機構と制御機構．日本臨牀，72：1206-11，2014
3) 厚生労働省医薬・生活衛生局：血液製剤の使用指針，2017
4) Furie B, et al：Vitamin K-dependent biosynthesis of gamma-carboxyglutamic acid. Blood, 93：1798-808, 1999

[抗凝固薬・抗血小板薬]

## 27 ワルファリンは凝固系のどこに効くの？

### 1. ワルファリンって何？

- ワルファリンカリウムはクマリン系の代表的な抗凝固薬であり、心房細動に伴う左房内血栓予防や深部静脈血栓症の治療や予防に広く用いられてきました。開発の歴史は古く、腐敗したスウィートクローバーを食べた牛が罹患する出血性疾患から抗凝固作用のあるジクマロールが1940年代に単離・合成され、その誘導体であるワルファリンは1962年には日本国内で発売されています。
- 適応として、**血栓塞栓症**（静脈血栓症、心筋梗塞、肺塞栓、脳梗塞、寛恕に進行する脳血栓症など）**の治療および予防**があります。
- ワルファリンの薬物代謝酵素である **CYP2C9やCYP3A4の代謝活性に遺伝子多型による差や個人間変動を有する**ことから、使用量は、初回投与量（1〜5 mg、1日1回、経口）投与後に血液凝固検査（プロトロンビン時間 prothrombin time；PT、トロンボテスト thrombotest；TT）の値に基づいて維持投与量を調整します[1]。

### 2. ワルファリンとビタミンK

- ワルファリンの抗凝固作用は、肝臓で活性型ビタミンK（還元型ビタミンK）を補酵素として合成される第Ⅱ、第Ⅶ、第Ⅸ、第Ⅹ因子の生成がワルファリンと還元型ビタミンKとの競合阻害によって抑制されることでもたらされます（Q26 図1参照）。
- この作用機序からわかるように、ワルファリン内服開始から安定した抗凝固効果が得られるまでには数日を要し、ワルファリンを休止したのちも抑制されていた**凝固因子の生成が回復するのに4〜5日を要する**と考えられます。手術や区域麻酔に際してワルファリンの休薬期間が5日程度に定められてい

**表 1** ワルファリンの効果に影響を及ぼす主な薬剤

| 増強 | 減弱 |
|---|---|
| ・ミコナゾール（酵素阻害）<br>・三環系抗うつ薬（酵素阻害）<br>・SSRI，SNRI（血小板凝集阻害・酵素阻害）<br>・COX-2 阻害薬（CYP2C9 酵素阻害）<br>・フェニトイン（CYP2C9 酵素阻害） | ・ビタミン K 製剤（拮抗）<br>・フェノバルビタール（酵素誘導）<br>・カルバマゼピン（酵素誘導）<br>・フェニトイン（酵素誘導） |

SSRI：選択的セロトニン再取り込み阻害薬 selective serotonin reuptake inhibitors
SNRI：セロトニン・ノルアドレナリン再取り込み阻害薬 serotonin & norepinephrine reuptake inhibitors
COX-2 阻害薬：cycloxygenase-2 inhibitor

るのはこのためです．ただし，ワルファリンの場合，維持量によって半減期が異なってくるため，PT が正常化していることを確認することが重要です．

- また，ビタミン K との競合阻害による薬理効果のため，食事などにより**ビタミン K を過量摂取することで効果が減弱**することが知られています．ビタミン K を多く含む食品として納豆が有名ですが，ほかにもワカメやノリなどの海藻類，抹茶や紅茶などの茶類，パセリやモロヘイヤ，ほうれん草などの緑色野菜にも多く含まれています．一般に，納豆，青汁，クロレラなどが摂食を控えるよう指導されています．

### 3. ワルファリン投与患者のモニタリングの必要性について

- ワルファリンは主として CYP2C9 によって代謝されますが，ほかにも CYP3A4 や CYP1A2 も関与します．これらの代謝酵素は数多くの薬剤の代謝に関与するとともに，一部の薬剤によって**酵素誘導や酵素阻害を受ける**ことから，**ワルファリンとの薬物相互作用**を来たす薬剤について知っておくことは重要です．表 1 にワルファリンの効果を増減させる薬剤を示します．
- 前述の通り，ワルファリンの抗凝固効果を得るための維持量は個人によって大きく異なり，食品や併用薬剤による薬物相互作用などによる影響を受けることから，**定期的な血液凝固検査によるモニタリングが重要**です．現状では，ガイドラインでも PT の国際標準比であるプロトロンビン時間国際標準比 prothrombin time-international rate；PT-INR が広く用いられており，疾患や年齢によって **PT-INR が 1.6～3.0 となるように調整**されることが一般的です[2]．

## 4. ワルファリンの副作用と拮抗

- ワルファリンの薬理効果から服用中に脳出血などの出血性合併症が生じたり、緊急外科手術が必要となり、緊急に効果の拮抗が必要となることがあります。
- 従来は①ビタミンK製剤の投与、②新鮮凍結血漿の投与によって拮抗が試みられてきましたが、①では投与後PT-INRの改善までに数時間が必要であり、緊急の出血には対応が困難です。②によって低下しているビタミンK依存性凝固因子を補うことでPT-INRの改善が得られますが、輸血に伴う急性反応や各種輸血関連ウイルス感染の可能性を完全には排除できません。
- 2017年9月に、ビタミンK依存性凝固因子（第Ⅱ、第Ⅶ、第Ⅸ、第Ⅹ因子）、プロテインC、プロテインSを含有する乾燥濃縮人プロトロンビン複合体製剤（ケイセントラ®）が販売されました。添付文書によれば、PT-INRによって25〜50 IU/kgを静脈投与することによって速やかにPT-INRの改善が得られ（国内試験）、血漿10〜15 mL/kgの投与との比較において非劣性（海外試験）が示されています[3]。血液製剤ですので、完全に感染リスクは排除できないですが、従来よりも容易にワルファリンの拮抗が可能となりました。

> **まとめ**
>
> 1. ワルファリンは、ビタミンK依存性凝固因子（第Ⅱ、第Ⅶ、第Ⅸ、第Ⅹ因子）の肝臓での合成を競合阻害します。
> 2. 遺伝的多型を有するCYP2C9によって代謝され、薬理効果が出るまでの期間にも個人差があることから、用量決定のためにも定期的なモニタリングが重要です。
> 3. ワルファリン服用患者の緊急手術などでワルファリンの効果の拮抗に、これまでの新鮮凍結血漿の投与に加えて、乾燥濃縮人プロトロンビン複合体製剤が使用可能となっています。

（中本達夫）

● I章 基礎編：作用機序はどうなっているの？

● 文献
1) エーザイ：ワーファリン インタビューフォーム，2017
2) 日本循環器学会ほか：循環器病の診断と治療に関するガイドライン（2008年度合同研究班報告）．循環器疾患における抗凝固・抗血小板療法に関するガイドライン，2009年改訂版，2009
3) Samama CM：Prothrombin complex concentrates: a brief review. European J Anaesthesiol, 25：784-9, 2008

[抗凝固薬・抗血小板薬]

# Q28 Xa因子阻害薬の特徴は？

## 1. Xa因子の役割とXa因子阻害薬の種類

- Xa因子は，凝固系の中で内因系・外因系凝固に共通の第X因子の活性型で，プロトロンビンからトロンビンへの反応を誘導する凝固系の要となるものです（Q26図1参照）．Xa因子阻害薬は直接あるいは間接的にXa因子の活性を抑制することで抗凝固作用をもたらします．
- Xa因子阻害薬には皮下投与のものと経口投与のものがあり，経口投与の製剤については**直接作用経口抗凝固薬 direct oral anticoagulant；DOAC**として知られています．DOACには直接経口Xa因子阻害薬に加えて，直接トロンビン阻害薬も含めて議論されることが多いため，ここでは合わせて解説を行います．

## 2. 間接Xa因子阻害薬と直接Xa因子阻害薬[1]

- 間接Xa因子阻害薬であるフォンダパリヌクス（アリクストラ®）は2011年にわが国で初めて販売されたXa因子阻害薬です．アンチトロンビンⅢ（ATⅢ）と高親和性に結合する5糖構造からなり，**ATⅢの抗Xa因子活性を増強することでトロンビンの産生を阻害**しますがトロンビンの血小板凝集は抑制しません．経口薬はなく，皮下投与で使用します．
- DOACは直接Xa因子阻害薬と直接トロンビン阻害薬が現在わが国で使用可能であり，ワルファリンと同様に経口投与できる点で，間接Xa因子阻害薬よりも普及しています．
- **直接Xa因子阻害薬は，ATⅢを介することなく直接Xa因子に作用**するため，ワルファリンと異なり効果発現までが速やかで，**CYP2C9による代謝を受けません**．また，トロンビンによる血小板凝集は抑制しないことから，抗凝固療法中の出血性合併症を来しにくいと考えられています．ただし，腎排泄

表1 DOAC（直接経口抗凝固薬）の種類と特徴

| | ダビガトラン（プラザキサ®） | リバーロキサバン（イグザレルト®） | アピキサバン（エリキュース®） | エドキサバン（リクシアナ®） |
|---|---|---|---|---|
| 分類 | 直接トロンビン阻害薬 | 直接Xa因子阻害薬 | 直接Xa因子阻害薬 | 直接Xa因子阻害薬 |
| 用量／用法 | 300 mg（220 mg）／日 1日2回 | 20 mg／日 1日1回 | 5 mg／日 1日1回 | 60 mg（30 mg）／日 1日1回 |
| 半減期 | 12〜17時間 | 5〜13時間 | 8〜15時間 | 6〜11時間 |
| 最大血中濃度到達時間 | 0.5〜2時間 | 1〜4時間 | 1〜4時間 | 1〜2時間 |
| 腎排泄率 | 85％ | 36％ | 27％ | 50％ |
| 相互作用 | P-gp | P-gp CYP3A4 | P-gp CYP3A4 | P-gp |
| 中和剤 | イダルシズマブ（プリズバインド®） | アンデキサネット アルファ（現在海外での治験中) | | |

P-gp：P糖蛋白 P-glycoprotein
（文献1）より引用）

であり，**重度腎機能低下患者では効果が遷延増強**することから注意が必要です[2]．

- 直接トロンビン阻害薬としては，ダビガトラン（プラザキサ®）が導入されています．直接Xa因子阻害薬と同様に効果発現が速く，薬物相互作用や代謝酵素の遺伝子多型の影響は少ないと考えられています．この薬剤も**85％が腎排泄**のため，腎障害患者では投与量の修正が必要です．

### 3. 臨床使用されるXa因子阻害薬の種類と使用法

- わが国で現在使用可能なDOAC（直接Xa因子ならびにトロンビン阻害薬）の薬理学的特性を表1に示します．

### 4. 直接Xa因子阻害薬の効果判定とモニタリング[3]

- ワルファリンと異なり，投与後速やかに効果発現がなされ，CYP2C9の遺伝子多型による影響もなく，血中濃度依存性に効果が得られるため，**定期的な血液凝固検査としてのモニタリングは不要**です．
- 前述の通り，腎機能障害患者では血中濃度上昇に伴う効果の遷延が報告さ

れていますが，このような症例ではモニタリングの意義はあるかもしれません．直接 Xa 因子阻害薬の薬理効果とプロトロンビン時間，prothrombin time；PT とは正の相関があるとされていますが，さまざまな病態で PT は変化することから，現状では，低分子ヘパリン濃度測定に用いられる抗 Xa 活性測定が鋭敏な指標となります．
- 直接トロンビン阻害薬に関しては，活性化部分トロンボプラスチン時間 activated partial thromboplastin time；APTT も定性検査としては利用可能ですが，APTT よりも PT のほうがより抗凝固作用の除外には鋭敏な検査と言えます．

## 5. DOAC と周術期使用時の対応

- DOAC は調節性もよく，出血性合併症もワーファリンよりも頻度が低いことから，これからの抗凝固療法の主役となることは間違いないと思われます．**投与中止によって 24 〜 48 時間で臨床的に抗凝固作用は消失**すると考えられます．したがって，予定手術においては，腎機能に問題がなければ 1 〜 2 日前からの休薬で対応が可能です（実際には施設ごとの基準に従ってください）．
- **DOAC で問題となるのは，中和薬が存在しないこと**です．厳密には，直接トロンビン阻害薬であるダビガトラン（プラザキサ®）については，特異的中和剤であるイダルシズマブ（プリズバインド®）が 2016 年 11 月に発売されています．直接 Xa 因子阻害薬についても特異的抗 Xa 因子阻害薬作用を有するアンデキサネット アルファが今後臨床応用される可能性があります[4]．ただし，イダルシズマブの場合でも通常の使用を想定した場合でも薬価が約 40 万円/回と非常に高額であり，安易に使用できる薬ではなさそうです．

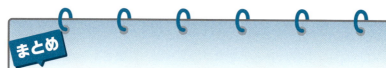

**まとめ**

1. Xa因子阻害薬には，アンチトロンビンⅢを介する間接型と直接Xa因子に作用する直接型があり，間接型は皮下投与，直接型は経口投与です．
2. 経口投与である直接Xa因子阻害薬と直接トロンビン阻害薬を併せて直接経口抗凝固薬（DOAC）と言い，ワーファリンのようなモニタリングが不要で，内服後の効果発現や薬物動態が安定しており急速に普及しています．
3. 手術時など薬剤中断時の抗凝固効果の消失を正確に知るためには，従来のプロトロンビン時間国際標準比，prothrombin time-international rate；PT-INRやAPTT以外の検査が必要なことがあります．
4. 直接トロンビン阻害薬については特異的中和薬のイダルシズマブが使用可能となりましたが，Xa阻害薬については，臨床使用可能な特異的中和薬は現時点では存在しません．

（中本達夫）

## 文献

1) De Caterina R, et al：New oral anticoagulants in atrial fibrillation and acute coronary syndromes：ESC Working Group on Thrombosis-Task Force on Anticoagulants in Heart Disease position paper. J Am Coll Cardiol, 59：1413-25, 2012
2) 日本循環器学会：心房細動治療（薬物）ガイドライン（2013年改訂版），2013
3) Levy JH, et al：Perioperative Management of the New Anticoagulants: Novel Drugs and Concepts. APSF Newsletter, 32：1-6, 2017
4) Escolar G, et al：Andexanet alfa: a recombinant mimetic of human factor Xa for the reversal of anticoagulant therapies. Drugs Today（Barc）, 53：271-82, 2017

[抗凝固薬・抗血小板薬]

## Q29 アスピリンの作用の特徴と，適応は？

### 1. アスピリンとは？

- アスピリン（アセチルサリチル酸，バイアスピリン® など）は，サリチル酸に含まれるベンゼン環の水酸基がアセチル化された構造で，代表的な非ステロイド系消炎鎮痛薬 nonsteroidal anti-inflammatory drugs；NSAIDs の1つであるとともに，現状で最も多く用いられている抗血小板薬の1つです．
- シクロオキシゲナーゼ cyclooxygenase；COX をアセチル化によって阻害し，アラキドン酸からプロスタグランジン prostaglandin；PG の合成を抑制することで消炎効果を発揮します．
- 血小板の凝集活性化にはさまざまな経路を介したものがありますが，低用量のアスピリンにより，トロンボキサン $A_2$ thromboxane $A_2$；$TXA_2$ の合成が抑制されることによって $TXA_2$ による血小板凝集が抑えられます[1]（図1）．

### 2. アスピリンの適応と用量・用法

- 保険収載されている適応として，①**狭心症，心筋梗塞，虚血性脳血管障害，冠動脈バイパス術あるいは経皮的冠動脈形成術後の血栓・塞栓形成の抑制**，②**各種疼痛に対する鎮痛**，③**急性上気道炎に対する解熱・鎮痛**，④**川崎病**があります．
- 用量・用法は，通常成人では，①に対しては **1日1回81～325 mg** を経口投与しますが，心筋梗塞や脳梗塞急性期には初回投与時は粉砕化あるいは噛みつぶして内服することが推奨されています．②に対しては1回0.5～1.5 g，1日1.0～4.5 g を経口投与します．③に対しては1回0.5～1.5 g を頓用内服し，原則として使用は1日2回までとします（1日最大限度4.5 g）．④に対しては，急性期の有熱期においては30～50 mg/kg を1日3回経口投与し，回復期～慢性期には3～5 mg/kg を1日1回経口投与し

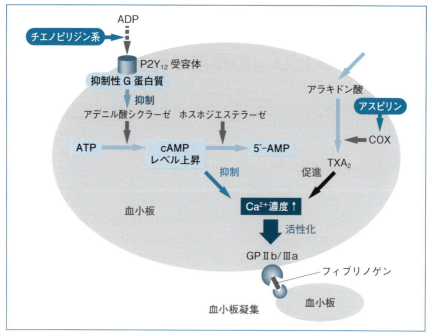

図1 抗血栓療法で用いる主な経口抗血小板薬の作用機序

ます．

### 3. アラキドン酸カスケードとアスピリン[2)]

- アラキドン酸カスケードとは，細胞膜のリン脂質に由来するアラキドン酸からPGやTX，ロイコトリエン leukotriene；LTなど種々の生理活性を持つメディエーターの代謝経路を指します（図2）．
- 代謝物のうち$PGI_2$は血小板凝集抑制作用を有し，主に血管内皮で発現しています．$TXA_2$は血小板での強力な凝集作用を有しています．また，PGやTXとは別経路ですが，LTは気管支平滑筋収縮や血管平滑筋の拡張，炎症反応に関わる作用を有しています．
- **アスピリンは，COXをアセチル化することで不可逆的に不活性化**します．通常の細胞であればCOXが再合成されることで活性は戻りますが，**血小板は無核細胞**であるため，不可逆的な効果となります．
- アスピリンによる抗血小板作用を期待する用量（81〜325 mg/回）では，

● Q29 アスピリンの作用の特徴と，適応は？

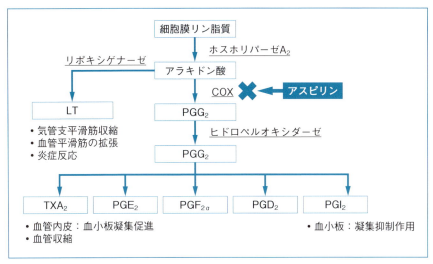

図2 アラキドン酸カスケードとアスピリンの作用部位

前述の理由から血小板での$TXA_2$合成が抑制され，血管内皮での$PGI_2$合成は代償されることから効果を発揮します．一方で，消炎・解熱鎮痛効果を期待する高用量（1.5 g以上/日）では，血小板での$TXA_2$の合成だけでなく，血管内皮における$PGI_2$の合成も抑制されることから，臨床的な抗血小板効果は見かけ上相殺されてしまいます．この現象を"**アスピリンジレンマ**"と言います．

### 4．アスピリン喘息と副作用

- アスピリン服用に伴う副作用としては，効能や作用機序とも関連しますが**出血傾向**や**消化性潰瘍**に加えて，**喘息発作の誘発**があります．
- 喘息がアレルギー性疾患であることから，アスピリンをピリン系のアミノピリンと混同する方はいないと思いますが，まったく無関係です．
- 前述のアラキドン酸カスケードの中で，COXが阻害されることにより，代謝経路としてLTの合成が促進されると気管支平滑筋の収縮や末梢血管の拡張・透過性亢進など喘息発作が誘発されやすい環境となりうるのです（図2）．したがって，アスピリン服用によって喘息発作を起こした既往や消化性潰瘍などのある患者への投与は禁忌となっています．

## 5. 手術前の休薬について

- アスピリンによる抗血小板作用から出血リスクを軽減するために，出血によるリスクの高い予定手術ではアスピリンの休薬後1週間空けることが推奨されていますが，アスピリン内服の理由となる疾患のコントロールが不良になることもあり，実際には出血リスクの低い手術では内服を継続することも少なくありません．
- 区域麻酔施行患者に関してもガイドラインでは，**アスピリンやNSAIDsの単剤投与は禁忌ではない**となっています[1]．

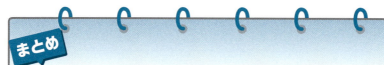

### まとめ

1. アスピリンの抗血小板作用は，COX阻害によって得られ，低用量の際には$TXA_2$の合成阻害によって得られますが，高用量では$PGI_2$も阻害されるため，抗血小板作用は相殺されます．
2. アスピリンのCOX阻害効果や二次的なLT合成促進から，アスピリン喘息の既往や消化性潰瘍のある患者には投与禁忌となっています．
3. 手術の際にアスピリンの休薬を考える場合は休薬に伴うリスクも存在するため，手術や処置による出血リスクによりその中止・継続を判断します．

（中本達夫）

### ● 文献

1) 日本ペインクリニック学会・日本麻酔科学会・日本区域麻酔学会：抗血栓療法中の区域麻酔・神経ブロックガイドライン，2016
2) Fitzgerald DJ, et al：Historical lessons in translational medicine：cyclooxygenase inhibition and P2Y12 antagonism. Circ Res, 112：174-94, 2013

# II章 応用編：どのように使うの？

# Q30 肝機能障害時にどのように薬を使うの？

## 1. 肝臓の生理学的特徴および肝機能障害に伴う変化

- 肝血流は心拍出量の25％にも及びます．その約70％は門脈から，残りの約30％は肝動脈から供給されています．門脈血流が減少すると肝動脈の血流が代償的に増加しますが，肝硬変患者ではこの自動調節能が損なわれていることがあります．全身麻酔下あるいは区域麻酔下であっても，血管拡張作用による肝灌流圧の低下により肝血流量は20〜30％程度低下します．麻酔中は肝血流量を維持するために，極度の低血圧は避けなければなりません．
- 胆汁は薬物の排泄において重要な役割をしていますが，肝硬変などの重症肝機能障害では薬物の排泄に影響が出るため，各麻酔薬の代謝および排泄経路に肝臓がどのように関わっているかを十分に把握しておく必要があります．重症肝機能障害では体内の物質の代謝も困難となり，肝性脳症を生じることもあります．
- 肝臓の70％程度に障害が及ぶと蛋白質の合成障害が生じます．アルブミン値は蛋白質合成能のよい指標となります．蛋白質の合成障害により血液凝固因子が減少し，血液凝固異常が生じます．また，アルブミンが低下している患者では，蛋白質との結合率が高い薬剤は蛋白質に結合する割合が減少し活性を有する遊離型の割合が増加するため，適宜減量が必要となります．
- 重症の肝障害では膠質浸透圧の低下から腹水および胸水などが生じることもあり，水溶性の薬剤の分布容積が増大します．

## 2. 各麻酔薬と肝機能障害

- 肝機能障害が軽微な場合は麻酔薬を選択するうえで，大きな影響はないですが，**重篤な場合は代謝および排泄が肝機能の影響を受けにくい薬剤を主に使用したほうがよい**と思われます．肝機能障害の麻酔薬への影響を表1に示

● Q30 肝機能障害時にどのように薬を使うの？

**表1** 肝機能障害の麻酔薬への影響

| 効果が増強しやすい薬剤 | フェンタニル，チオペンタール，プロポフォール，ミダゾラム，ロクロニウム，ベクロニウム |
|---|---|
| 効果が影響を受けにくい薬剤 | レミフェンタニル，揮発性吸入麻酔薬，スキサメトニウム |

します．非脱分極性筋弛緩薬は筋弛緩モニターの反応を見ながら使用する必要があります．

## 1）吸入麻酔薬

- 現在臨床使用されている揮発性吸入麻酔薬は肺から吸入されて，肺から排泄されます．肝臓で少し代謝されますが，中枢神経での濃度に影響を及ぼすほどではありません．最も代謝率の低い吸入麻酔薬はイソフルラン（フォーレン®）ですが，セボフルラン（ニッコー®，マイラン®）およびデスフルラン（スープレン®）の代謝率も同様に高くないので，重症肝機能障害の場合および肝切除術などの術中から肝機能が障害される可能性が高い手術でも使用しやすい薬剤です．
- 過去に使用されていたハロタンでは術後に肝障害の報告がみられましたが，イソフルラン，セボフルランおよびデスフルランではほとんどみられません．
- セボフルランおよびデスフルランには再灌流傷害を予防する可能性があるので，肝移植の再灌流傷害を減少させる可能性があります[1]．

## 2）静脈麻酔薬

- プロポフォール（ディプリバン®）は大部分が肝でグルクロン酸あるいは硫酸抱合を受け，腎より排泄されます．代謝産物は活性をほとんど持ちません．
- 肝硬変患者と正常肝機能患者にプロポフォールを投与した研究[2]では，薬物動態に差は認められませんが，プロポフォールは蛋白質への結合率が高い薬剤であるため，肝障害が重篤で蛋白質の合成能に障害がみられる場合などでは，作用が延長することがあります．
- チオペンタール（ラボナール®）は大部分が肝臓で代謝され，腎臓から排泄されます．重症な肝機能障害時であっても，薬物動態学的に健常者との大きな違いはありません．

## 3）鎮痛薬

- フェンタニルは，主に肝臓で代謝および排泄され少量が腎臓からも排泄されます[3]．フェンタニルの代謝は大部分がシトクロム P450 3A4 により行われますので，肝硬変や肝代謝排泄機能に障害のある患者では投与量を減量しなくてはなりません．さらに肝血流の低下がフェンタニルの排泄により大きな影響を与えるという報告もあります[4]．
- レミフェンタニル（アルチバ®）は，血液および組織中に存在する非特異的エステラーゼにより分解されます．そのため，肝機能障害時にも通常通り使用できます．
- モルヒネは肝臓でグルクロン酸抱合により代謝されます．代謝産物であるモルヒネ-6-グルクロニド morphine-6-glucuronide；M6G にもモルヒネと同等の鎮痛効果があります．重症の肝機能障害の場合，モルヒネの代謝は有意に減少します．
- アセトアミノフェンは肝機能障害を助長する可能性が指摘されており，肝機能障害を有する患者には使用しにくい薬剤です．しかし，2〜4 g/日程度の臨床使用量のアセトアミノフェンが肝機能障害を助長する可能性は低いと考えられています[5]．

## 4）筋弛緩薬

- 脱分極性筋弛緩薬であるスキサメトニウム（サクシニルコリンとも言う）は，大部分が偽コリンエステラーゼにより分解されます．重症な肝障害時には偽コリンエステラーゼの減少により筋弛緩作用が延長する可能性がありますが，一般的な臨床使用において問題になる可能性は低い薬剤です．
- 重症な肝機能障害で腹水などがある場合は分布容積が増大していますので，非脱分極性筋弛緩薬を単回投与した場合は筋弛緩状態からの回復は早くなるかもしれません．一方，繰り返し投与していくと排泄の遅延により効果が延長していきます．
- ベクロニウム（マスキュラックス®）の排泄は 50％程度が胆汁から排泄されるために肝機能にかなり依存しています．健常人と同様に使用していると作用の延長を認める可能性が高いと思われます．
- ロクロニウム（エスラックス®）はほとんど代謝されずに速やかに肝臓に取り込まれ，大半は胆汁中に，一部が腎から尿中に排泄されます．肝機能が低下した患者では作用持続時間は延長します．この場合，至適投与量がわかり

● Q30 肝機能障害時にどのように薬を使うの？

にくいので，単に体重あたりの計算を鵜呑みにするのではなく，筋弛緩モニターを必ず装着して薬液追加の参考にするべきです．
- パンクロニウム（ミオブロック®）はベクロニウムおよびロクロニウムに比較して作用時間が長い薬剤であるのに加えて，腹水のあるような肝障害患者の場合，分布容積が大きくなり初期投与量が増大します．これらのことからも重症な肝機能障害時には避けるべきです．

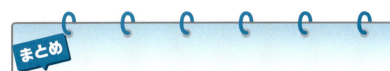

1. 肝機能異常がある場合は，麻酔薬の代謝および排泄の変化から生じる薬物動態学的な変化を考慮して麻酔薬を使用するべきです．
2. 重症な肝機能障害の場合は肝機能による影響を受けにくい薬剤の使用を考慮しましょう．
3. 肝機能障害を助長するような薬の使用は必要性を十分に考慮しなければなりません．

（安田季道・河本昌志）

● 文献
1) Sedlic F, et al : Differences in production of reactive oxygen species and mitochondrial uncoupling as events in the preconditioning signaling cascade between desflurane and sevoflurane. Anesth Analg, 109 : 405-11, 2009
2) Servin F, et al : Pharmacokinetics of propofol infusions in patients with cirrhosis. Br J Anaesth, 65 : 177-83, 1990
3) McClain DA, et al : Intravenous fentanyl kinetics. Clin Pharmacol Ther, 28 : 106-14, 1980
4) Hudson RJ, et al : Pharmacokinetics of fentanyl in patients undergoing abdominal aortic surgery. Anesthesiology, 64 : 334-8, 1986
5) Khalid SK, et al : Use of over-the-counter analgesics is not associated with acute decompensation in patients with cirrhosis. Clin Gastroenterol Hepatol, 7 : 994-9, 2009

# 31 腎機能障害時にどのように薬を使うの？

## 1. 腎機能障害における薬物動態

- 未変化体あるいは活性代謝産物が**腎から排泄される薬物は，反復投与および持続投与の際に腎機能を考慮**し，投与量の調節が必要です．
- 腎不全において，大部分の麻酔関連薬物の分布容積は著しく変化しないため，初回負荷投与量を調節する必要はありません．
- 腎不全に伴う低蛋白血症により蛋白結合率が低下すると，蛋白結合率の高い薬物は遊離型が増加して，薬理作用が増強する可能性があります．
- ①分子量が大きい（500以上），②蛋白結合率が高い，③分布容積が大きい，④脂溶性が高い薬物は，透析での除去が困難です．

## 2. 腎機能障害が影響を与える麻酔関連薬物

### 1) 吸入麻酔薬

- セボフルラン（セボフルラン®）の2％が体内で代謝され，無機フッ素として腎から排泄されます．動物実験では，無機フッ素および無機フッ素と二酸化炭素吸着剤との反応で生じる Compound A は，腎毒性発現の可能性があると報告されています．臨床的に問題となることは少ないと考えられますが，低流量麻酔は推奨されません．
- デスフルラン（スープレン®）の代謝率は0.02％と低いため，腎機能に影響を与えません．

### 2) 静脈麻酔薬

- プロポフォール（ディプリバン®，プロポフォール®）は急速に肝で代謝されるため，投与量の調節の必要はありません．
- ケタミン（ケタラール®）は肝で代謝され，代謝産物の1つであるノルケタミンは活性があり（力価20％）腎から排泄されますが，投与量の調節の必

● Q31 腎機能障害時にどのように薬を使うの？

要はないと考えられています．
- チアミラール（サイアミラール®）は肝代謝ですが，腎不全に伴う蛋白結合率の低下により薬理作用が増強するため，麻酔導入時には注意が必要です．
- ミダゾラム（ドルミカム®）は肝代謝ですが，活性代謝産物である 1-ヒドロキシミダゾラム（力価 50％）が腎から排泄されるため，持続投与による代謝産物の蓄積が過鎮静を引き起こす可能性があります．

3）鎮痛薬
- レミフェンタニル（アルチバ® など）は非特異的エステラーゼで速やかに代謝されるため，投与調節の必要はありません．
- フェンタニル（フェンタニル®，デュロテップ® MT パッチなど）は，その大部分が肝で代謝されるため，投与調節の必要はありません．しかし，蛋白結合率が高い（84％）ため低蛋白血症で作用増強の可能性があります．また，透析での除去は困難です．
- モルヒネ（モルヒネ塩酸塩注射液，MS コンチン® など）は，55％がモルヒネ-3-グルクロイド morphine-3-glucronide；M3G に，10％がモルヒネ-6-グルクロイド（M6G）に肝で代謝され，そのほとんどが腎から排泄されます．M6G はモルヒネ同様に μ 受容体に結合し，モルヒネより強力な鎮痛作用を示すため，腎不全ではその作用が著しく遷延します[1]．モルヒネは，蛋白結合率が低く（35％），比較的水溶性であるため，透析で除去可能です．しかし，M6G は血液脳関門を容易に通過しないため，中枢神経系に移行した M6G は透析で容易に除去できません[1]．
- 麻薬拮抗性鎮痛薬であるブプレノルフィン（レペタン®），ペンタゾシン（ソセゴン®，ペンタジン®）は，肝代謝であり代謝産物の活性も低いため，投与量の調節の必要はありません．
- 非ステロイド性抗炎症薬 nonsteroidal anti-inflammatory drugs；NSAIDs であるフルルビプロフェン アキセチル（ロピオン®）はプロスタンジンの産生を抑制し，腎血流量を減少させ糸球体濾過量の低下を招きます．腎機能低下患者には禁忌ですが，腎機能が廃絶した透析患者では，投与量の調節の必要はありません．
- アセトアミノフェン（アセリオ®）は肝で代謝され，代謝産物も活性を持たないため，投与量の調節の必要はなく，腎毒性もほとんどないと考えられています．

## 4）筋弛緩薬

- ロクロニウム（エスラックス®）は，ほとんどが未変化体のまま肝から胆汁中に排泄されます．しかし，腎不全患者では，クリアランスが約40％減少して作用持続時間が延長すると報告されています[2]．
- ベクロニウム（マスキュラックス®）は主に肝から胆汁中に排泄され，約20％が未変化体のまま腎から排泄されます．約10％のベクロニウムが3-デスアセチルベクロニウム（力価約80％）に代謝され，その一部が腎から排泄されます．そのため，腎不全では作用持続時間が延長する可能性があります．
- スキサメトニウム（スキサメトニウム®）は速やかに血漿コリンエステラーゼで分解されるため，投与調節の必要はありません．しかし，血中Kが上昇するので腎不全では注意が必要です．
- スガマデクス（ブリディオン®）は，単独あるいは筋弛緩薬との包接複合体においても，その90％以上が未変化体のまま腎から排泄されます．腎不全では，筋弛緩薬との包接複合体が蓄積しますが，その結合力は強く再解離による有害事象はないと報告されています[3]．透析による除去効果は確立していませんが，high-flux膜を用いた透析では，ロクロニウムとの包接複合体は除去可能と報告されています[4]．

## 5）心血管作動薬

- ホスホジエステラーゼⅢ阻害薬であるミルリノン（ミルリーラ®），オルプリノン（コアテック®）は，90％以上が未変化体のまま腎から排泄されるため，投与量を調節する必要があります．
- ジゴキシン（ジゴシン®など）は有効治療域と中毒域の幅が狭く，75％が未変化体のまま腎から排泄されるため，投与量に注意する必要があります．また，腎不全では，分布容積が減少するため初回負荷量の減量も必要です．透析での除去は困難です．

## 6）抗生物質

- 多くの抗生物質は，①未変化体のまま腎から排泄，②透析での除去可能という性質を持つため，腎機能低下患者および透析患者では，有効治療域に血中濃度を保つように投与量の調節が必要です．
- 腎毒性の強い抗生物質（アミノグリコシド系など）は，軽度であっても腎機能障害患者ではその使用を避けるべきです．

## 7）その他

- インスリンの約30％が腎で代謝されるため，重症腎不全では作用遷延による低血糖に注意する必要があります．
- 局所麻酔薬は，腎不全に伴うアシドーシスによりイオン型が増加するため，局所麻酔薬中毒のリスクが高まります．

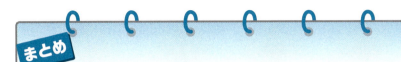

1. 腎機能障害時の薬物投与の注意点は，①薬物動態に対する腎機能の影響，②薬物の腎毒性を考慮した投与を行うことです．
2. 腎機能障害時，反復投与や持続投与の際に投与量の調節が必要です．

（松永　明）

### ●文献

1) Dean M：Opioids in renal failure and dialysis patients. J Pain Symptom Manage, 28：497-504, 2004
2) Robertson EN, et al：Pharmacokinetics and pharmacodynamics of rocuronium in patients with and without renal failure. Eur J Anaesthesiol, 22：4-10, 2005
3) Staals LM, et al：Multicentre, parallel-group, comparative trial evaluating the efficacy and safety of sugammadex in patients with end-stage renal failure or normal renal function. Br J Anaesth, 101：492-7, 2008
4) Cammu G, et al：Dialysability of sugammadex and its complex with rocuronium in intensive care patients with severe renal impairment. Br J Anaesth, 109：382-90, 2012

## Q32 吸入麻酔薬はどのように使い分けるの？

### 1. 現在使用可能な吸入麻酔薬，ガス麻酔薬

- 2008年にエンフルラン，2015年にハロタンが販売中止となり，現在使用可能である吸入麻酔薬はデスフルラン，セボフルラン，イソフルラン，ガス麻酔薬は亜酸化窒素です．
- 施設における麻酔器に各吸入麻酔薬が使用可能であれば使い分けができますが，基本的に**吸入麻酔薬の選択は担当麻酔科医それぞれの好みによるところが大きい**と思われます．
- デスフルランはコストの点を除けば，その他すべての点でイソフルランよりも有用であるためイソフルランの使用量はさらに減っていくと考えられます．セボフルランにはデスフルランにはない利点があるため**臨床上はデスフルランとセボフルランのどちらを選択するべきかを患者の状態，手術の内容に応じて考えていく必要があります．**
- またレミフェンタニルの普及と温室効果ガスと認定されてしまったことにより亜酸化窒素の使用頻度は減少していますが，多彩な作用機序と強い鎮痛鎮静効果により麻酔の質を高めることができると考えられます．

### 2. 各吸入麻酔薬の特徴（表1）

【作用機序】
- すべての吸入麻酔薬は中脳網様体や大脳皮質などの上行性毛様体賦活系の抑制が関与していると考えられていますが，本態はよくわかっていません．

【注意点】
- すべての吸入麻酔薬は麻酔深度が深まるにつれ，呼吸抑制と循環抑制が生じるので気道確保，モニター管理をしていく必要があります．

● Q32 吸入麻酔薬はどのように使い分けるの？

表1

|  | 血液/ガス分配係数 | 脂肪/ガス分配係数 | 生体内代謝率 | MAC | MAC awake |
|---|---|---|---|---|---|
| デスフルラン | 0.45 | 29 | 0.02% | 約6% | 約2.5% |
| セボフルラン | 0.65 | 52 | 2〜5% | 約1.7% | 約0.63% |
| イソフルラン | 1.4 | 50 | 0.17% | 約1.1% | 約0.43% |
| 亜酸化窒素 | 0.47 | 2.39 | 0.002% | 約105% | 約71% |

MAC：minimum alveolar concentration
（文献1, 2, 3）より作表）

## 1）デスフルラン
【特徴】
- 血液/ガス分配係数，生体内代謝率とも低いため長時間の麻酔に曝露されても速やかな覚醒が望める一方，気道刺激性が強いため緩徐導入には不向きです[4]．

【注意点】
- 最小肺胞濃度 minimum alveolar concentration；MACが高いので長時間手術の際には使用量が多くなるため気化器への補充が必要となります．気化器への補充に手間取ると利点である速やかな覚醒が逆に仇となり，術中覚醒を引き起こしてしまう可能性があるため注意が必要です．
- 速やかな覚醒が得られるので適切な術後鎮痛を計画しておく必要があります．オピオイド，NSAIDs，アセトアミノフェン，区域麻酔や末梢神経ブロックなどを組み合わせる必要があります．
- 高濃度で使用すると血中カテコラミン濃度の上昇により一過性の血圧上昇や頻脈を引き起こすことがあるため頻脈，高血圧患者への使用には注意する必要があります．

## 2）セボフルラン
【特徴】
- 生体内代謝率がデスフルラン，イソフルランに比較し高いものの，臓器障害の報告などはなく安全性が確立されています．デスフルランには劣るものの覚醒が早いうえに気道刺激性が少ないため緩徐導入に向いています．
- 気管支拡張作用があるため，喘息重積に有効であったという報告があります．

【注意点】
- 体内代謝産物である血清無機フッ素と二酸化炭素吸収剤との反応で生じるCompound A の腎機能への影響が議論されています．対策としては低流量麻酔を避けることが推奨されています．
- セボフルランはイソフルランに比較して強い異常脳波誘発作用があるため痙攣の既往のある患者への使用には注意する必要があります[5]．

### 3）イソフルラン
【特徴】
- MAC が低いため低用量で麻酔が維持できるのでコスト面で優れています．デスフルラン，セボフルランに比べると麻酔の覚醒に時間を要します．また気道刺激性が強いため緩徐導入には向きません．
- 脳波の抑制が起こるため痙攣重積，気管支拡張作用があるため喘息重積といった病態時に有効性が報告されています．

【注意点】
- 乾燥した二酸化炭素吸収剤を用いると一酸化炭素が発生しやすくなるため注意が必要です．
- セボフルランよりもアドレナリン使用時に心室性期外収縮を生じやすいです[6]．

### 4）亜酸化窒素
【特徴】
- 生体内ではほぼ代謝されません．
- 強力な鎮痛作用を有していますが鎮静催眠効果は弱いため，単独での麻酔は不可能であり，セボフルランなどと組み合わせて使用します．
- 無臭であることと二次ガス効果により麻酔導入が速やかになるため緩徐導入によく用いられます．

【注意点】
- 助燃性があるためレーザー手術や気管切開の手術の際には使用しないほうがよいです．
- 亜酸化窒素を投与終了した直後に十分な酸素投与を怠ると拡散性低酸素血症を引き起こすことがあるため注意する必要があります．
- 体内の閉鎖腔の容積を増加させるためイレウス，気胸，鼓室形成術，眼内にガスを注入する手術の際には用いないようにする必要があります．

- ビタミン $B_{12}$ 欠乏症，造血機能障害がある場合にも慎重投与が必要です．
- 術後の悪心・嘔吐の発生率を有意に増加させるため，制吐薬の投与を考慮する必要があります[7]．

### 3．各吸入麻酔薬の選択法

#### 1）デスフルランを選択したほうがよい場合
**【長時間手術や日帰り手術】**
- セボフルランとデスフルランを比較すると有意にデスフルランのほうが覚醒までの時間は短くなります．特に手術室を有効に使用する目的ではデスフルランを選択するメリットは大きいと考えられます[8]．

**【肥満患者】**
- 脂肪／血液／ガス分配係数が小さいデスフルランを用いることでセボフルランと比較すると覚醒までの時間が短くなります．

#### 2）セボフルランを選択したほうがよい場合
**【緩徐導入】**
- 刺激臭や気道刺激性が弱いので特に小児での緩徐導入に適しています．

**【心臓手術】**
- イソフルラン，デスフルランもプレコンディショニング作用を持ち合わせていますが，交感神経刺激による心拍数の増加を認めるため心臓手術にはセボフルランが適しています．

#### 3）イソフルラン，亜酸化窒素を選択する有用性
- イソフルランを選択する有用性は臨床的には多少コストが安くなる以外ないと考えられます．
- 亜酸化窒素はレミフェンタニルを使用せずに声門上器具で気道を確保して自発呼吸で管理する際に使用すると麻酔が安定します．それ以外にも亜酸化窒素を併用することでセボフルランなどの維持量を減らせる可能性がありますが，術後の悪心・嘔吐の発生率を上昇させるため使用率は減っています．またそもそも亜酸化窒素の配管がない手術室も増えてきています．

● II章 応用編：どのように使うの？

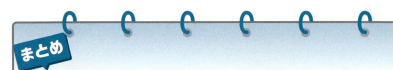

1. 長時間手術，日帰り手術や肥満患者にはデスフルランを選択したほうが覚醒までの時間は短くなります．
2. 緩徐導入，心臓手術にはセボフルランが向いています．
3. 声門上器具を用いた自発呼吸を温存した麻酔の際には亜酸化窒素が役に立ちます．

（長谷洋和・澤村成史）

● 文献

1) 安田信彦：デスフルラン．臨床麻酔，32：1661-7，2008
2) Jakobsson J：Desflurane：a clinical update of a third-generation inhaled anaesthesthetic. Acta Anaesthesiol Scand, 56：420-32, 2012
3) Eger EI II, et al：The Pharmacology of Inhaled Anesthetics. Edmond I Eger II, San Francisco, 2002, 45
4) Preckel B, et al：Pharmacology of modern volatile anaesthetics. Best Pract Res Clin Anaesthesiol, 19：331-48, 2005
5) Iijima T, et al：The epileptogenic properties of the volatile anesthetics sevoflurane and isoflurane in patients with epilepsy. Anesth Analg, 91：989-95, 2000
6) Johnston RR, et al：A comparative interaction of epinephrine with enflurane, isoflurane, and halothane in man. Anesth Analg, 55：709-12, 1976
7) Myles PS, et al：Avoidance of nitrous oxide for patients undergoing major surgery：a randomized controlled trial. Anesthesiology, 107：221-31, 2007
8) White PF, et al：Desflurane versus sevoflurane for maintenance of outpatient anesthesia：the effect on early versus late recovery and perioperative coughing. Anesth Analg, 109：387-93, 2009

## Q33 揮発性麻酔薬と静脈麻酔薬はどのように使い分けるの？

- 現在使用されている揮発性麻酔薬，静脈麻酔薬はともに適応範囲が広く，大多数の症例でどちらもが選択可能です．両者それぞれ利点・欠点，副作用がありますが選択の基準を「反対意見の少ない順」に並べると，①禁忌，②コンセンサスが得られている利点・欠点，③研究途上であるが発表後に支持が得られている利点・欠点，④症例を担当する麻酔科医の好み・主張，となりますので順を追って解説し，最後に麻酔薬理的な見地からの使い分けについて追記します．なお，本稿で解説する静脈麻酔薬は全静脈麻酔 total intravenous anesthesia；TIVA を想定してプロポフォールに限定します．

### 1. 禁　忌

#### 1) 揮発性麻酔薬
- 揮発性麻酔薬の禁忌は，①悪性高熱症の素因者，②過去の使用での過敏症です．
- ①悪性高熱症の素因者に揮発性麻酔薬を用いた場合，必ずしも悪性高熱症を発症するとは限りませんが，トリガーとなりうる因子は極力排除し，TIVA を選択することが標準的です．TIVA は特殊な麻酔法ではありませんので，悪性高熱症素因者と断定されていなくても，疑わしい場合には TIVA を選択するとよいでしょう．
- ②揮発性麻酔薬は交差過敏性が知られているため，既往のある患者では静脈麻酔の選択が無難です．

#### 2) プロポフォール
- プロポフォールの禁忌は，①過敏症の既往，②妊産婦，③小児に対する使用，と添付文書に記載されています．
- ①プロポフォールは製剤の安定化を目的として，卵黄レシチン，大豆油，ヤシ油を含有します．したがってこれらにアレルギーを持つ患者に対しての使

用は控えるべきです．
- ②妊産婦に対しての使用は禁忌とされていますが，帝王切開における全身麻酔導入薬として忌避されているわけではありません．
- ③小児に対する使用では，プロポフォール注入症候群 propofol infusion syndrome；PRIS を念頭に置くと，集中治療領域での長期投与は禁忌ですが，手術麻酔では少なからず使用されていると思われます．

## 2．コンセンサスが得られている利点・欠点

### 1）揮発性麻酔薬

- 揮発性麻酔薬の利点としては，①静脈ラインなしでの導入が可能，②自発呼吸を残した麻酔導入が容易，の 2 点が挙げられます．
- ①小児症例で麻酔導入後に静脈ラインを確保することは一般的ですが，成人でも末梢血管確保が難しい症例での麻酔導入には有効です．気道刺激の少ないセボフルランを用いると円滑な導入が得られます（揮発性麻酔薬による導入と維持 volatile induction and maintenance of anesthesia；VIMA）．交感神経緊張が和らぎ，麻酔薬による血管拡張作用が発現すると静脈ラインが確保しやすくなります．
- ②静脈麻酔でも投与量・投与速度を調整することで自発呼吸を残した麻酔導入は可能ですが，VIMA では自発呼吸を保った導入法が基本になります．就眠した後にも自発呼吸が維持できる導入方法は，気道確保困難症例で上気道の観察が必要な場合や，気管支鏡を用いた気管挿管の際にも応用できるテクニックです．

### 2）プロポフォール

- 静脈麻酔薬の利点としては，①術中運動機能モニターに影響が少ない[1]，②術後悪心・嘔吐 postoperative nausea and vomiting；PONV が少ない[2]，の 2 点が挙げられます．
- ①運動誘発電位 motor evoked potential；MEP は揮発性麻酔薬および筋弛緩薬を用いた麻酔で測定が難しくなります．そのため，MEP を測定する症例では TIVA を選択することが多いと思われます．ただし揮発性麻酔薬も絶対禁忌ではなく，過剰投与を避け一定の濃度とすることで MEP 測定も可能であるという意見もあります．気管挿管時には筋弛緩薬を用いますが，追加投与は控え，レミフェンタニルを高濃度で用いることで不動化を得る麻酔方法

が普及しています．なお，体性感覚誘発電位 somatosensory evoked potentials；SEP は MEP と比較すると麻酔薬の影響を受けにくいとされています．
- ②揮発性麻酔薬と静脈麻酔薬での PONV に関する研究では TIVA で PONV が少ないという意見が支持されています．PONV の既往のある症例で，術後の患者満足度を上げるために選択するとよいでしょう．

### 3. 揮発性麻酔薬と静脈麻酔薬の優劣が議論されているテーマ

- 一側肺換気中に低酸素性肺血管収縮 hypoxic pulmonary vasoconstriction；HPV を利用した呼吸管理を行う症例，脳循環における頭蓋内圧 intracranial pressure；ICP と血流量の関係，臓器保護，術後の認知機能，麻酔とアポトーシス誘導，などが研究の対象となっています．近未来の麻酔では麻酔薬の選択基準としてこれらの研究結果が反映されてくるでしょう．

### 4. 麻酔科医の好み・主張

- 麻酔薬の選択に麻酔科医のキャリアや施設の特徴が反映されることも多々あります．例として，静脈ラインには看視義務があるため，留置針穿刺部位が看視できない症例では，TIVA は避けたいという意見もあります．点滴漏れなどがあると被害が拡大するからです．

### 5. 揮発性麻酔薬と静脈麻酔薬では覚醒のメカニズムが異なることに注意する

- 以上，揮発性麻酔薬と静脈麻酔薬の使い分けに関して大まかに解説しましたが，臨床的には覚醒のメカニズムの違いについて理解を深めておくことが重要です．**静脈麻酔薬は覚醒を代謝のみに依存するのに対し，揮発性麻酔薬は呼吸が覚醒に大きく影響します．**
- プロポフォールは主に肝代謝，腎排泄で蓄積性も少ない薬剤です．過量投与では覚醒遅延しますが，標的濃度調節投与 target controlled infusion；TCI の利用で，TIVA は予定通りに覚醒させやすい麻酔方法として普及しています．しかし実際は，「覚ます」のではなく「覚めるのを待つ」というニュアンスが妥当で，いったん覚醒すれば再度入眠してしまうことは少ない麻酔です．
- 一方，揮発性麻酔薬では，麻酔薬投与を終了した後，100％酸素で流量および分時換気量を大きく設定し「フレッシュガスで麻酔薬を強制的に排気する」という操作が必要となります．この麻酔を覚ます操作が奏功すれば覚醒が得

られますが,抜管して自然気道,自発呼吸になった段階で麻酔薬の強制排気が不可能となることを銘記しなくてはなりません.つまり抜管後,分時換気量が人工呼吸状態よりも小さくなることで「揮発性麻酔薬が低い濃度で平衡を形成し,再度麻酔状態になる」現象が起こりうるのです.特に,呼吸機能低下症例や術後鎮痛用の麻薬投与が過量な場合が危険で,舌根沈下,奇異性呼吸,高二酸化炭素血症,低酸素血症というパターンに陥る可能性があります.揮発性麻酔薬は,覚醒が直線的ではありません.これを踏まえると,揮発性麻酔薬と静脈麻酔薬の使い分けを考える際,呼吸機能に問題のある症例であえて揮発性麻酔薬を選択することは得策とは言えません.

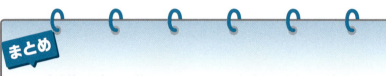

1. 麻酔薬の選択は,禁忌やコンセンサスを踏まえたうえで決定されますが,それ以上に麻酔薬の特徴を把握し使いこなすことが重要です.

(原　芳樹)

● 文献
1) 川口昌彦ほか:術中運動機能モニターを成功させるコツ.日本臨床麻酔学会誌,34:106-16, 2014
2) Gan TJ, et al:Consensus guidelines for the management of postoperative nausea and vomiting. Anesth Analg, 118:85-113, 2014

## Q34 麻酔導入時の鎮静薬は，どのように使い分けるの？

### 1. 麻酔導入時の鎮静薬は患者背景や術式に応じて選択する

- 麻酔導入には，プロポフォール，バルビタールなどの静脈麻酔薬およびセボフルランなどの吸入麻酔薬が用いられます．**どの薬剤を用いるかについては，患者の年齢，術式，合併症，血行動態などさまざまな要因を考慮したうえで決定します．**投与方法によって鎮静効果発現までの時間がさまざまであり，患者の代謝機能も効果発現に影響を与えます．麻酔導入時に使用されるほとんどの薬剤は，呼吸抑制作用と循環抑制作用を有するため，患者背景に応じて投与量および投与時間を検討する必要があります．本稿では，現在臨床で広く用いられている導入薬剤とその選択方法について概説します．

### 2. 静脈麻酔薬か吸入麻酔薬か？

- 静脈麻酔薬を用いて麻酔導入を行うためには，静脈路確保が必須です．静脈路確保は穿刺による疼痛を伴うため，学童期以下の小児には大きなストレスとなります．そのため小児症例の多くは，吸入麻酔薬を用いた麻酔導入が行われます．また，成人でも静脈穿刺を強く拒否する場合，静脈路確保が困難な場合，静脈麻酔薬によるアレルギーが疑われる場合には吸入麻酔薬を用いた麻酔導入を選択します．
- 静脈麻酔薬による麻酔導入は，静脈内に薬剤が投与されることで速やかに血中濃度が上昇し，鎮静作用が得られます．一方，吸入麻酔薬を用いた麻酔導入では，患者自身の呼吸で麻酔薬を吸入し，肺胞内濃度上昇後，脳内濃度と平衡に達して鎮静作用が得られるため，静脈麻酔薬の導入と比較すると時間を要します．鎮静作用が発現するまでの時間が異なることから，静脈麻酔薬を用いた導入は急速導入（rapid induction），吸入麻酔薬による導入は緩徐導入（slow induction）と呼ばれています．

## 3. プロポフォールを用いた導入

- 全身状態が保たれた成人患者の手術では，静脈麻酔薬を用いた急速導入が行われます．静脈麻酔薬で現在最も広く用いられているプロポフォールでは，1.5 〜 2.0 mg/kg を単回静脈内投与することで，患者は 10 秒程度で速やかに入眠します．プロポフォールを用いた急速導入では，患者の呼吸も急速に抑制されるため[1]，導入前には十分な前酸素化を行い〔例：マスクを顔に密着させ，酸素吸入（6 L/ 分）を 3 分間行う〕，呼吸停止に備えます．
- また，急速な鎮静効果発現とともに交感神経活動抑制を介した循環抑制作用により血圧が低下します．プロポフォールの循環抑制作用は，セボフルランによる作用よりも大きいため[1]，心血管合併症を有する患者では高度な循環虚脱を生じる可能性を念頭に置いて，投与方法を検討する必要があります[2]．
- プロポフォールの投与方法として，目標効果部位濃度，血中濃度を指標として投与する目標制御注入法 target controlled infusion；TCI という方法があります．TCI では，目標濃度を維持するために必要な持続静注量を，さまざまな薬物動態パラメータをもとにコンピュータで制御する方法です．本邦で使用可能なプロポフォール TCI シリンジポンプでは，体重と目標血中濃度を入力することで，麻酔導入および維持を行うことが可能です．プロポフォールによる麻酔導入時には，3 〜 5 μg/mL を目標濃度として導入しますが，単回投与よりも入眠まで時間を要します．

## 4. 吸入麻酔薬を用いた導入

- 静脈路確保にストレス反応を示す小児症例や静脈路確保が困難な成人症例では，吸入麻酔薬を用いた緩徐導入が行われます．吸入麻酔薬は，セボフルラン，デスフルラン，イソフルランが臨床使用されていますが，デスフルランとイソフルランは気道刺激性を有しているため[3]，麻酔導入ではセボフルランが用いられます．
- 一般的な投与方法としては，酸素と亜酸化窒素を 1：2 の割合で流し，徐々にマスクを患者の顔にフィットさせた後，セボフルラン吸入を開始します．吸気に合わせてセボフルラン吸入濃度を徐々に上昇させ（最大 5 〜 8 ％），鎮静が得られた後に 3 〜 5 ％へ濃度を下げます．鎮静後に筋緊張低下による

舌根沈下が生じた場合，持続気道陽圧により気道を開通させます．
- 浅麻酔での口腔内分泌物の存在や，静脈穿刺などの侵襲的処置は喉頭痙攣を誘発するため，十分な麻酔深度が得られるまで侵襲的処置は控えることが重要です．
- 小児では，セボフルラン単独で導入した場合に，安全に静脈路確保ができるまで 3.5 分要すると報告されています[4]．

### 5. 循環動態が不安定な患者における麻酔導入

- **麻酔導入に用いる薬剤の多くは循環抑制作用を有する**ため，重症心血管合併症を有する患者（心臓手術症例など），循環動態が不安定な患者（敗血症性ショック，出血性ショック患者）においては麻酔導入薬，投与方法の選択は慎重に行う必要があります．血行動態変動を必要最小限にとどめるためには，緩徐に麻酔薬濃度を上昇させることが重要です．
- 心臓麻酔や重度の心血管系合併症を有する症例では，ミダゾラム（ドルミカム®）を 1 〜 2 mg ずつ投与し（タイトレーション），患者の麻酔深度と血行動態を確認しながら継続します．麻薬性鎮痛薬であるオピオイドも循環抑制作用を有するため，オピオイドを併用する場合はさらに慎重に薬剤投与を行う必要があります．
- セボフルランを 1 〜 2 ％の維持濃度で投与を開始する方法や，プロポフォール TCI を低濃度（1 〜 2 μg/mL）で開始する方法もあります．いずれの方法も入眠に時間を要しますが，循環動態の変動を軽減できます．
- 出血性ショックなどで循環動態維持が困難な場合には，ケタミンの使用（静注：0.5 〜 2 mg/kg，筋注：5 〜 10 mg/kg）を考慮します．ケタミン（ケタラール®）は，鎮静作用とともに強力な鎮痛作用を有していますが，幻覚や不快な夢，眼振などの副作用が増加するため，一般的な麻酔導入には使用されません．しかしながら，アドレナリン作動性ニューロンのモノアミン再取り込み阻害により交感神経活動を刺激し，心拍数，血圧，心拍出量を高めるため，低心機能やショックバイタルの患者でも使用が可能です[5]．

● II章　応用編：どのように使うの？

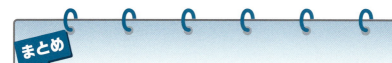

1. 麻酔導入に使用する薬剤および投与方法は，患者背景や術式に応じて選択します．
2. 導入に用いられる静脈麻酔薬と吸入麻酔薬は，いずれも呼吸抑制作用，循環抑制作用を有するため，前酸素化や適切なモニタリングが必須です．
3. 麻酔導入時の循環抑制を軽減するためには，緩徐な薬剤投与（タイトレーション）が有効です．ショック患者ではケタミンの使用を考慮します．

（平田直之）

● 文献

1) Thwaites A, et al：Inhalation induction with sevoflurane：a double-blind comparison with propofol. Br J Anaesth, 78：356-61, 1997
2) Godet G, et al：A comparison of sevoflurane, target-controlled infusion propofol, and propofol/isoflurane anesthesia in patients undergoing carotid surgery：a quality of anesthesia and recovery profile. Anesth Analg, 93：560-5, 2001
3) TerRiet MF, et al：Which is most pungent: isoflurane, sevoflurane or desflurane? Br J Anaesth, 85：305-7, 2000
4) Joshi A, et al：An optimum time for intravenous cannulation after induction with sevoflurane in children. Paediatr Anaesth, 22：445-8, 2012
5) Mazzeffi M, et al：Ketamine in adult cardiac surgery and the cardiac surgery Intensive Care Unit：an evidence-based clinical review. Ann Card Anaesth, 18：202-9, 2015

## 35 TIVA or VIMA, それぞれの利点は？

### 1. TIVA, VIMA とは？

- 全身麻酔では，バルビタールやプロポフォールなどの静脈麻酔薬を用いて麻酔導入を行い，吸入麻酔薬で麻酔を維持する方法が広く行われてきました．近年，さまざまな短時間作用型麻酔薬が使用できるようになり，薬物動態に関する知見が集積したことで，全身麻酔の導入から維持まで全過程を静注薬剤で行う全静脈麻酔 total intravenous anesthesia；TIVA が普及しています．また，麻酔導入から吸入麻酔薬を使用する方法 volatile induction and maintenance of anesthesia；VIMA と呼ばれる麻酔法も確立されました．本稿では，TIVA および VIMA，それぞれの利点と注意点について概説します．

### 2. TIVA の実際

- TIVA では，鎮静薬としてプロポフォールが広く用いられています．プロポフォールを使用する際には，薬物動態シミュレーションによって算出された予測効果部位濃度を標的とした目標制御注入法 target controlled infusion；TCI を用いた方法が普及しています．注意点として，**たとえ血中濃度が同じでも，薬剤の効果はそれぞれの患者によって異なる可能性があります**．そのため，鎮静薬の薬力学的効果，すなわち鎮静深度を評価するために，脳波を用いた鎮静深度のモニタリングを併用することが重要です．
- 鎮痛にはフェンタニルやレミフェンタニルなどのオピオイドが使用されます．レミフェンタニルの鎮痛効果は短時間で消失するため，レミフェンタニルを主体とした鎮痛管理を行っている場合には，術後鎮痛について十分に考慮する必要があります．

## 3. TIVA の利点と注意点

- TIVA の利点として，術後の悪心・嘔吐 postoperative nausea and vomiting；PONV の発生率が低い点が挙げられます．プロポフォールにより麻酔を行った場合，セボフルラン麻酔を行った場合と比較して PONV の発生率は有意に低く[1]，プロポフォールと短時間作用型オピオイドを用いた TIVA では PONV がほとんど発生しないと報告されています[2]．**PONV の発生リスクを有する患者では（表1）[3]，TIVA を選択することが望ましいと考えられます．**
- 中枢神経外科手術で使用される運動誘発電位モニタリング motor evoked potential；MEP では，中枢神経を刺激し，末梢の筋肉で電位を導出します．吸入麻酔薬は濃度依存性に MEP による電位を抑制しますが，プロポフォールは MEP の抑制程度が軽度であり TIVA が望ましいという意見もある一方，臨床使用濃度の吸入麻酔薬では導出可能とする意見もあり，いまだ議論が分かれています[4]．
- 呼吸器外科手術では，分離肺換気が行われます．換気血流不均衡を是正する生体内反応として低酸素性肺血管収縮 hypoxic pulmonary vasoconstriction；HPV が生じます．基礎研究では，吸入麻酔薬が濃度依存性に HPV を抑制することが示され，呼吸器外科手術では静脈麻酔が望ましいという意見がありますが，臨床研究では HPV に対する効果の違いについて明らかにされていません．
- TCI により TIVA を行う場合に指標とする血中濃度はあくまで予測値であり，同じ血中濃度でも麻酔作用の程度は患者背景により異なる可能性があります（例えば，お酒の強い人，弱い人がいるように）．したがって，適切な麻酔がなされているかどうか，脳波を用いた鎮静深度モニタリングを併用して注意深い観察を行うことが必要です．また，確実な静脈路確保および薬剤注入が大前提であるため，麻酔中，確実に滴下がなされているかどうか注意深く確認を行うことが重要です．

## 4. VIMA の実際

- VIMA では，鎮静薬としてセボフルランが用いられます．デスフルランは高濃度で気道刺激，交感神経刺激作用を有するため，VIMA で用いることは困

● Q35　TIVA or VIMA, それぞれの利点は？

表1　PONVの患者関連危険因子

| 危険因子 | オッズ比 |
|---|---|
| 女性 | 2.57 |
| PONVの既往 | 2.09 |
| 乗り物酔いの既往 | 1.77 |
| 非喫煙者 | 1.82 |

(文献3) より引用)

難です．セボフルラン吸入による麻酔導入は，息こらえ，咳嗽，喉頭痙攣などの導入時副作用の発生頻度は低く，無呼吸が発生しても一過性で容易に回復します[5]．

- セボフルランの投与方法は，低濃度から徐々に濃度を漸増する方法，最初から高濃度を投与する方法いずれも可能ですが，フェンタニルやレミフェンタニルなどの鎮痛薬を併用することで患者のストレスを軽減するだけでなく，速やかな導入が可能になると考えられます．

### 5. VIMAの利点と注意点

- VIMAは静脈路確保が必要なく，穿刺によるストレスを患者に与えることがありません．また，**吸入麻酔薬は，静脈麻酔薬のように体重により投与量を調整する必要がなく**，呼気終末濃度を指標とすることで効果部位濃度を評価することが可能です．
- 自発呼吸を温存しながら麻酔導入を行うことができるため，急速に呼吸抑制が生じることがなく，気道確保困難が危惧される症例において有用です．また，循環抑制作用も静脈麻酔薬による急速導入と比較すると軽度であり，心血管合併症を有する患者でも比較的安全に投与できます．
- 呼吸器外科手術における最近の報告では，吸入麻酔薬は臨床的にHPVを抑制しないだけでなく，TIVAよりも炎症反応を抑制するとする報告もあり，今後の研究が待たれます．
- TIVAと比較するとPONVの発生頻度が高いため，PONVのリスクを有する患者（表1）でVIMAを行う際には制吐薬の使用を考慮します．
- 吸入麻酔薬は温室効果ガスであるため，地球環境のことを考慮した場合にTIVAが望ましいとする意見もあります．
- 現在，TIVAとVIMA（あるいは吸入麻酔薬を主体とした麻酔）が手術患者

の予後へ及ぼす影響について臨床研究が進められており，今後の研究が待たれます．

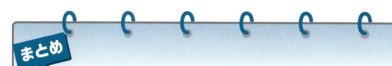

1. TIVA と VIMA の利点を理解すれば，患者背景に応じた適切な麻酔方法を選択することが可能です．
2. PONV のリスクのある患者では，TIVA が有利と考えられます．一方，患者の体重に関係なく投与濃度を調整でき，麻酔作用を呼気終末濃度で評価できる点において VIMA は有用です．

（平田直之）

● 文献

1) Joo HS, et al：Sevoflurane versus propofol for anesthetic induction：a meta-analysis. Anesth Analg, 91：213-9, 2000
2) Dershwitz M, et al：Postoperative nausea and vomiting after total intravenous anesthesia with propofol and remifentanil or alfentanil：how important is the opioid? J Clin Anesth, 14：275-8, 2002
3) Apfel CC, et al：Evidence-based analysis of risk factors for postoperative nausea and vomiting. Br J Anaesth, 109：742-53, 2012
4) Adhikary SD, et al：The effects of anaesthetic agents on cortical mapping during neurosurgical procedures involving eloquent areas of the brain. Cochrane Database Syst Rev, 11：CD006679, 2011
5) Epstein RH, et al：Sevoflurane versus halothane for general anesthesia in pediatric patients：a comparative study of vital signs, induction, and emergence. J Clin Anesth, 7：237-44, 1995

## 36 局所麻酔時の鎮静はどのようにするの？

### 1. 局所麻酔時の鎮静が重要性を増している！

- 麻酔科医が行う監視下麻酔管理 monitored anesthesia care；MAC は局所麻酔下での手技に際し，患者に快適と安全を提供します．
- MAC では**患者の状態や処置への必要性に応じて鎮静状態を調節するため，意識消失，防御反射消失，気道閉塞，呼吸抑制，循環抑制と隣り合わせ**であり（表1，図1），モニタリング，呼吸・循環管理，必要時には全身麻酔へ移行できる準備や技術が必須です．

### 2. 使用する薬剤は？（表2）

- 単剤使用：ドルミカム，プロポフォール，デクスメデトミジンなど（表2を参照）．
- 2剤併用：効果的かつ副作用を抑えることができます．鎮静と鎮痛，および呼吸抑制の少ない薬剤を併用します．例：プロポフォール＋ケタミン（それぞれ 0.5 mg/kg），ミダゾラム＋ペンタゾシン，デクスメデトミジン＋フェンタニルなど．

### 3. モニタリングは？

- 心電図，血圧，$SpO_2$，呼吸モニター（カプノグラフィ，Acoustic Respiration Rate；RRa®）絶え間ない看視（手術や検査に必要な鎮静，鎮痛，不動化が十分か総合的に判断しましょう）．

### 4. 局所麻酔時の鎮静の流れは？

①術前評価（特に気道），絶飲食指示
②患者入室，静脈路確保，モニタリング開始

## ●Ⅱ章 応用編：どのように使うの？

**表1　鎮静深度と生体への影響**

| | 軽い鎮静 | 中等度鎮静 | 深鎮静 | 全身麻酔 |
|---|---|---|---|---|
| 反応 | 呼名で正常に反応 | 呼名，軽い刺激で合目的反応 | 強い連続した痛み刺激で合目的反応 | 痛み刺激でも反応なし |
| 気道 | 正常 | 介入不要 | 介入が必要な場合がある | 介入が必要 |
| 自発呼吸 | 正常 | 正常 | 不十分なことがある | 介入が必要 |
| 循環 | 正常 | 通常は正常 | 通常は正常 | 影響されることがある |

（文献1）より引用改変）

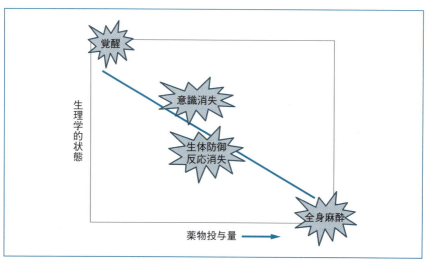

**図1　薬物投与量と生理学的状態の関係**
（文献2）より引用改変）

③必要に応じてフェンタニル25〜50μg静注し鎮痛
④局所浸潤麻酔，区域麻酔（脊髄くも膜下麻酔，硬膜外麻酔，神経ブロック）実施
　ただし外科医師が局所麻酔を行う場合は鎮静を開始してもよい．
⑤局所麻酔の効果確認（鎮痛効果が十分であるかが重要），その後薬剤投与，鎮静開始
⑥鎮静レベル確認（目安OAA/Sスコア3〜4）手術開始

● Q36　局所麻酔時の鎮静はどのようにするの？

表2　薬剤一覧

1. ミダゾラム（ドルミカム®）
【特徴】ベンゾジアゼピン系薬，水溶性，血管痛がない，速効性，作用持続時間短い（排出半減期1～4時間），循環動態に影響少ない．性差，個体差が大きい　【適応】歯科，口腔外科領域のみ適応　【使用法】初期投与0.5～2.5 mgをゆっくり静注，0.05～0.3 mg/kg/時 持続静注

2. フルニトラゼパム（ロヒプノール®）
【特徴】ベンゾジアゼピン系薬，力価が高い　【適応】局所麻酔時の鎮静　【使用法】0.01～0.03 mg/kgを緩徐静注

3. プロポフォール（プロポフォール1%・2%，ディプリバン®）
【特徴】調節性がよい，鎮痛作用はない，呼吸，循環への影響はやや大きい　【適応】適応外※　【使用法】0.5 mg/kgを3～5分かけて静注後，0.3～3 mg/kg/時で持続静注，ディプリフューザーTCI機能を用いる場合は1.0～2.0 μg/mLで鎮静可能，個人差があるため，鎮静状態を観察しながら調節　【注意点】長期大量投与でプロポフォール注入症候群

4. デクスメデトミジン（プレセデックス®）
【特徴】α₂アドレナリン受容体作動薬，鎮静，鎮痛作用，呼吸抑制は比較的軽度，自然睡眠に近く，容易に覚醒　【適応】局所麻酔下における非挿管での手術および処置時の鎮静　【使用法】初期負荷投与：3～6 μg/kg/時で10分間持続静注，高血圧に引き続く低血圧，徐脈が起こる→維持投与：患者の状態を観察しながら，0.2～0.7 μg/kg/時で持続静注

5. ドロペリドール（ドロレプタン®）
【特徴】ブチロフェノン系神経遮断薬　【適応】局所麻酔の補助
【使用法】0.25 mg/kgを静注　【注意点】QT延長，錐体外路症状

6. ケタミン（ケタラール®）
【特徴】NMDA受容体拮抗作用，速効性，鎮静，鎮痛作用，呼吸抑制は少ない，交感神経刺激作用　【適応】適応外※　【使用法】初回0.2～1 mg/kgゆっくり静注，0.5～1 mg/kg追加投与　【注意点】2007年より麻薬指定，静注用，筋注用は濃度が異なるため注意，悪夢・幻覚あり，ほかのベンゾジアゼピン，プロポフォールとの併用が好ましい

7. ペンタゾシン（ソセゴン®）
【特徴】μオピオイド受容体拮抗薬，κオピオイド受容体刺激薬，鎮痛作用　【適応】麻酔補助　【使用法】15～30 mg静注

8. フェンタニル
【特徴】μオピオイド受容体作動薬　【適応】局所麻酔における鎮痛の補助　【使用法】1～3 μg/kg静注

9. フルマゼニル（アネキセート®）
【特徴】ベンゾジアゼピン受容体拮抗薬　【使用法】初回0.2 mg投与，必要に応じて0.1 mg追加投与　【注意点】残存するアゴニストの再結合に注意

10. ナロキソン塩酸塩（ナロキソン塩酸塩）
【特徴】オピオイド受容体拮抗薬　【使用法】初回0.2 mg静注，必要に応じて2～3分間隔で0.2 mgを1～2回投与　【注意点】鎮痛作用も拮抗される．オピオイド作用の再出現，特に呼吸抑制に注意

※適応外使用：局所麻酔時の鎮静に対する保険適応はないので各施設の基準に従って下さい．

⑦術中は5〜10分ごとに鎮静レベルを確認し，薬剤投与量調節（望ましい効果が達成されるまで滴定投与）
⑧呼吸，循環管理→必要に応じて呼吸補助（酸素投与，下顎挙上，補助呼吸）
⑨局所麻酔薬中毒にも注意
⑩作用遷延があれば拮抗薬使用も考慮（表2を参照）
⑪手術終了後，意識・呼吸・循環の回復，安定を確認後，帰室

## 5. 注意が必要な病態は？

- 小児：意識下で局所麻酔を行うことは困難で，不動化も必要であるため比較的深い鎮静と鎮痛が必要となります．
- 高齢者：臓器機能低下や薬剤への感受性上昇により，容易に危機的状況に陥ることがあります．
- 肥満患者：標準体重を基準として薬剤投与し，気道確保困難，低酸素血症に注意が必要です．
- 慢性閉塞性肺疾患：呼吸ドライブの異常により，容易に$CO_2$ナルコーシスに陥ることがあります．

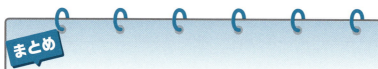

**まとめ**

1. 十分な鎮痛が達成されてこその鎮静です．まずは確実な鎮痛を！
2. 各薬剤の特性を理解して，手技や患者状態にあった管理を心がけましょう．
3. 鎮静・鎮痛は連続的なものであり，気道確保，全身麻酔への移行はいつも念頭に置きましょう．

（杉田道子）

## ●文献

1) Practice guidelines for sedation and analgesia by non-anesthesiologists. American Society of Anesthesiologists Task Force on Sedation and Analgesia by Non-Anesthesiologists. Anesthesiology, 96：1004-17, 2002
2) Desai MS：Office-based anesthesia：new frontiers, better outcomes, and emphasis on safety. Curr Opin Anaesthesiol, 21：699-703, 2008

# 37 硬膜外麻酔時の局所麻酔薬の使い分けは？

### 1. 硬膜外麻酔に適応を有する局所麻酔薬

- 2018年現在，日本で添付文書上硬膜外麻酔に適応を有する局所麻酔薬は，プロカイン，テトラカイン，リドカイン，ブピバカイン，メピバカイン，レボブピバカイン，ロピバカインの7種類です．硬膜外麻酔を行う際，われわれはこれらをどのように使い分けたらよいのでしょうか？プロカインとテトラカインは添付文書上適応を有しますが，作用時間，硬膜外麻酔への使いにくさなどから実際に硬膜外麻酔に用いられることはほとんどありません．ブピバカインは以前から治療抵抗性の催不整脈作用が問題となっていましたが，その欠点を改善したレボブピバカイン，ロピバカインが使用可能となった現在，ブピバカインを硬膜外麻酔に用いる積極的な理由はないでしょう．その他，局所麻酔薬を使い分けるうえで考慮すべき点は作用時間，分離麻酔が可能か否かですが，これらの違いはいずれも相対的なものにすぎません．

### 2. 局所麻酔薬の使い分け

- 硬膜外麻酔を用いる目的は大きく分けて①手術麻酔，②術後鎮痛，③慢性疼痛治療の3つに分類できます．
- 硬膜外麻酔を手術麻酔として用いる場合，迅速な麻酔効果の発現が求められることがあるかもしれません．そのような状況ではリドカインを硬膜外麻酔に用いたり，レボブピバカインやロピバカインと混合して投与したりすることが行われているようです．筆者の施設では，ルーチンで手術麻酔に硬膜外麻酔を用いることはありませんが，例えば硬膜外麻酔併用脊髄くも膜下麻酔で帝王切開術の麻酔を行う際に，脊髄くも膜下麻酔の効果が思うように広がらず，硬膜外麻酔に局所麻酔薬を追加投与したいときなどはリドカインなど作用発現までの時間が短い局所麻酔薬が好ましいかもしれません．しかし，

理論的にはリドカイン，メピバカインはレボブピバカイン，ロピバカインより作用発現まで時間が短いものの，実際の臨床ではその差はそれほど有意でないかもしれません[1]．ちなみに，このような使用法の場合，急速に大量の局所麻酔薬を投与することになるので，局所麻酔薬中毒の発生には十分注意が必要です．

- 術後鎮痛として用いる場合は，**過度の運動麻痺は硬膜外血腫診断の遅延につながったり，術後回復の障害となったりする**ため，運動麻痺を起こしにくいと考えられるレボブピバカイン，ロピバカインを用いるのが理にかなっているでしょう．術後鎮痛として用いる場合，ほとんどは持続投与が行われるため，局所麻酔薬の作用時間はあまり局所麻酔薬の選択において重要ではないと考えます．ちなみに，レボブピバカイン，ロピバカインといえども用量依存性に運動麻痺を起こすことは間違いなく，適切な濃度・量の局所麻酔薬を選択する必要があります．
- メピバカインはその作用時間の短さから，伝統的に外来で使用するのに適しているとされペインクリニックで頻用されてきました．しかし，当然のことではありますが硬膜外麻酔は痛覚を遮断する目的で使用されるため，鎮痛効果は長く続くに越したことはありません．外来で作用時間が長くて困るのは運動麻痺が長く続くと帰宅できなくなるからです．レボブピバカイン，ロピバカインは特に投与濃度を下げることによって運動麻痺を起こさずに鎮痛効果を発揮することができるだろうと考えられるため，あえてメピバカインを用いる必要性もないのかもしれません．
- 結局，私見を述べれば，急速に麻酔効果を得たい場合を除いて，ほとんどの場合，硬膜外麻酔にはレボブピバカイン，ロピバカインなどの，作用時間は長いが心毒性・神経毒性が低く運動麻痺を起こしにくい局所麻酔薬を用いて大きな問題はないということになります．手術麻酔のように強い麻酔作用が必要な場合は局所麻酔薬の濃度・量を増やし，運動麻痺を回避したい場合はこれらを減らすことで対応可能なのではないでしょうか．

## 3. レボブピバカインとロピバカインの違いはあるの？

- それではレボブピバカインとロピバカインを使い分ける理由はあるでしょうか．一般的に麻酔効果は若干レボブピバカインのほうが強いとされています．硬膜外麻酔でレボブピバカインとロピバカインの麻酔効果を直接比較し

た報告は過去に複数ありますが,レボブピバカインのほうが麻酔効果が若干強い[2]とするものもありますが,大きな差はないとするものも多いようです.一方,ボランティアに両者を投与し,中枢神経系の中毒症状が発生する投与量には差がなかったとする報告があります[3].つまり,同量を投与した場合,中毒症状の発生頻度は同等で,麻酔効果はレボブピバカインのほうが若干強いのかもしれません.レボブピバカインはロピバカインに比べ脂溶性が高いので,脂肪乳剤の局所麻酔薬中毒症状拮抗作用がより効果的に発現するのではないかという指摘がされてきましたが,少なくとも人では両者の間で明らかな違いは認められていないようです[3].これらのことを考え合わせると,どちらの局所麻酔薬を用いても大きな違いはないように思われます.

## まとめ

1. ほとんどの場合,硬膜外麻酔にはレボブピバカイン,ロピバカインを用いるのが理にかなっていると考えます.
2. 急速に麻酔効果を得たい場合,リドカインを使用することもあります.
3. 各局所麻酔薬の違いはあくまでも相対的であり,適切な投与量と濃度の局所麻酔薬を用いることが,副作用を減らし,良好な鎮痛作用を得るうえで重要になります.

(藤原祥裕)

● 文献

1) Sng BL, et al：Comparison of 2% lignocaine with adrenaline and fentanyl, 0.75% ropivacaine and 0.5% levobupivacaine for extension of epidural analgesia for urgent caesarean section after low dose epidural infusion during labour. Anaesth Intensive Care, 36：659-64, 2008
2) Li A, et al：Ropivacaine versus levobupivacaine in peripheral nerve block：A PRISMA-compliant meta-analysis of randomized controlled trials. Medicine(Baltimore), 96：e6551, 2017
3) Dureau P, et al：Effect of Intralipid® on the Dose of Ropivacaine or Levobupivacaine Tolerated by Volunteers：A Clinical and Pharmacokinetic Study. Anesthesiology, 125：474-83, 2016

# Q 38 TAPブロック時の局所麻酔薬の使い分けは？

## 1. TAPブロックの特徴と局所麻酔薬の選択

- 腹横筋膜面ブロック transversus abdominis plane block；TAPブロックは下腹部手術の術後鎮痛法として幅広く用いられています．肋骨弓下（subcostal）TAPブロックは上腹部手術の鎮痛にも有効です．TAPブロックはほとんどの場合，全身麻酔と併用して手術麻酔の補助鎮痛法として，あるいは術後鎮痛として用いられます．TAPブロックはカテーテルを留置して持続投与することもありますが多くは単回投与です．したがって，局所麻酔薬の効果持続時間はTAPブロックを行う際の局所麻酔薬の選択において重要な因子です．
- また，TAPブロックは内腹斜筋と腹横筋の間の筋膜に沿って走行する神経を遮断するコンパートメントブロックであり，局所麻酔薬の投与量が痛覚遮断領域の広さに大きく影響を及ぼすと考えられるため，比較的大量の局所麻酔薬を用いる必要があります．**TAPブロックの後は，無視できない程度の局所麻酔薬の血中濃度の上昇が確認されています**[1]．よほど大量に投与したり，血管内に誤投与したりしないかぎり，局所麻酔薬中毒を起こす可能性は少ないとも言われていますが，体格の小さい患者では特に注意が必要です．
- これら2つの特徴を考えると，TAPブロックには中毒症状を起こしにくく，作用時間の長いレボブピバカインあるいはロピバカインを用いるのが理にかなっていると考えます．その際，投与量はレボブピバカイン，ロピバカインいずれも0.25～0.375％，投与量は20～60 mL，総量で50～200 mgとするものが多いようです．筆者の施設では通常の体格の患者では0.25％レボブピバカインを，総投与量150 mg（60 mL）を上限として使用し，高齢者，低体重の患者，肝機能の低下した患者などでは適宜投与量を減じるようにしています．筆者の施設ではTAPブロックは全身麻酔下に行われるこ

● Q38 TAP ブロック時の局所麻酔薬の使い分けは？

とが多いので，局所麻酔薬中毒症状がマスクされてしまう可能性が高いですが，150 mg レボブピバカインを投与して 10 〜 20 分後に全身強直間代性痙攣が発生した症例が報告されています[2]．

## 2. レボブピバカインとロピバカインの違いはあるの？

- TAP ブロックでレボブピバカインとロピバカインの麻酔効果を比較した報告はありませんが，一般的に，各種の区域麻酔においてレボブピバカインのほうが若干麻酔効果が強く作用時間も長いと考えられています[3]．詳細は Q37. p.137 を参照して下さい．

## 3. TAP ブロックの麻酔効果を増強させる工夫

- TAP ブロックの鎮痛効果を増強させ，局所麻酔薬中毒の発生を減らす目的で，さまざまな試みがなされています．いくつかの報告が，アドレナリン添加によって各種区域麻酔の効果持続時間を延長させたり，麻酔効果を増強したり，あるいは血中局所麻酔薬濃度の上昇を抑制できると報告しています．TAP ブロックに関してもアドレナリンを添加することによってその後の局所麻酔薬血中濃度の上昇を抑制できると報告されていますが，明らかな効果持続時間の延長，麻酔効果の増強は確認されていないようです[4]．
- その他，デキサメタゾン，デクスメデトミジン，クロニジンなどを局所麻酔薬に混合して投与すると麻酔効果の増強，持続時間の延長が得られるとする報告がありますが[5]，それらと相反する結果も報告されており情報は錯綜しています．デキサメタゾンに関しては局所麻酔薬に添加しても静脈内投与しても同様に作用増強効果が認められるとする報告が過去にありました[6]．そのため筆者の施設では，悪心・嘔吐予防のためデキサメタゾンを麻酔開始時に静脈内投与していることもあり，あえてデキサメタゾンを局所麻酔薬に添加して投与することはしていませんでした．しかしながら，最近のメタ解析では，TAP ブロックに限ったものではありませんが，静脈内投与に比べ局所麻酔薬に混合して投与したほうが作用増強，効果延長を期待できるとする結論が出ています[7]．**今後，デキサメタゾンの局所麻酔薬への添加がより一般的になるかもしれません．**

●II章　応用編：どのように使うの？

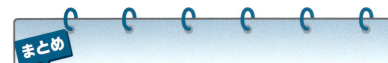

**まとめ**

1. ほとんどの場合，TAPブロックにはレボブピバカイン，ロピバカインを用いるのが理にかなっていると考えます．
2. TAPブロックには大量の局所麻酔薬を必要とするため，局所麻酔薬中毒の発生に十分注意する必要があります．
3. アドレナリンの添加は局所麻酔薬の血中濃度上昇を防ぎ，局所麻酔薬中毒の発生を減らす可能性があります．
4. デキサメタゾン，デクスメデトミジンなどを局所麻酔薬に混合して投与すると鎮痛作用の増強が認められる可能性があります．

（藤原祥裕）

● 文献

1) Rahiri J, et al：Systematic review of the systemic concentrations of local anaesthetic after transversus abdominis plane block and rectus sheath block. Br J Anaesth, 118：517-26, 2017
2) Weiss E, et al：Convulsions in 2 patients after bilateral ultrasound-guided transversus abdominis plane blocks for cesarean analgesia. Reg Anesth Pain Med, 39：248-51, 2014
3) Li A, et al：Ropivacaine versus levobupivacaine in peripheral nerve block：A PRISMA-compliant meta-analysis of randomized controlled trials. Medicine(Baltimore), 96：e6551, 2017
4) Corvetto MA, et al：Comparison of plasma concentrations of levobupivacaine with and without epinephrine for transversus abdominis plane block. Reg Anesth Pain Med, 37：633-7, 2012
5) Wegner R, et al：Evaluating the Adjuvant Effect of Dexamethasone to Ropivacaine in Transversus Abdominis Plane Block for Inguinal Hernia Repair and Spermatocelectomy：A Randomized Controlled Trial. Pain Physician, 20：413-8, 2017
6) Desmet M, et al：I.V. and perineural dexamethasone are equivalent in increasing the analgesic duration of a single-shot interscalene block with ropivacaine for shoulder surgery：a prospective, randomized, placebo-controlled study. Br J Anaesth, 111：445-52, 2013
7) Baeriswyl M, et al：Efficacy of perineural vs systemic dexamethasone to prolong analgesia after peripheral nerve block：a systematic review and meta-analysis. Br J Anaesth, 119：183-91, 2017

## Q39 笑気を使用すべき状況は？

### 1. 笑気の特徴

- 笑気は吸入麻酔薬で，亜酸化窒素 nitrous oxide；$N_2O$ の別名です．適応は「麻酔の導入と維持」と「鎮痛」です．
- 吸入麻酔薬の作用機序は十分に解明されていません．ただ笑気は N メチル D アスパラギン酸 N-methyl-D-aspartic acid；NMDA 受容体拮抗作用を有し（ほかにはケタミンが同様の作用機序を持つことが知られています），γ アミノ酪酸 gamma-aminobutyric acid；GABA 受容体に作用する多くの静脈麻酔薬とは少し趣を異にしています．
- 血液／ガス分配係数が小さく（0.47），肺胞から血液中に速やかに移行するため作用発現が速やかですが，最小肺胞濃度 minimum alveolar concentration；MAC は 105 〜 110％であり，鎮静・催眠効果は弱いです（表1）．このため単独で手術のための全身麻酔薬としては使用できず，ほかの全身麻酔薬との併用で使用します．鎮痛効果は比較的強力とされています．
- これまで約 150 年にわたって使用されてきましたが，種々の副作用や全静脈麻酔 total intravenous anesthesia；TIVA の増加とレミフェンタニルや神経ブロックの普及によって使用頻度は激減しています．笑気の流量計のある麻酔器を使用していても，実際に使用したことはないという若い医師も多いと思われます．

### 2. 笑気の使用法

- 酸素と併用し，50 〜 70％の濃度で麻酔を維持します．麻酔器には低酸素防止装置があるため実際には 75％以上の濃度で笑気を投与することはできません．
- 歯科や産科領域で疼痛を伴う処置を行う際の鎮痛・鎮静目的に，笑気と酸素

表1 吸入麻酔薬

|  | MAC（％）<br>$O_2$ 100％下 | 血液/ガス<br>分配係数 | 代謝率（％） |
|---|---|---|---|
| ハロセン | 0.75 | 2.3 | 20〜45 |
| イソフルラン | 1.15 | 1.4 | 0.2 |
| セボフルラン | 1.71 | 0.63 | 1.5〜4 |
| デスフルラン | 6.0 | 0.45 | 0.02 |
| 笑気 | 105〜110 | 0.47 | 0.004 |

MAC：最小肺胞濃度 minimum alveolara concentration. 有害刺激にさらされた個体の半数を不動化する麻酔薬濃度≒50％ 有効濃度 50％ effective dose；ED50.
血液/ガス分配係数が小さいほど作用発現，消失が速い．
笑気は吸入麻酔薬の中でも血液/ガス分配係数が小さく，生体内代謝率も低い．

の混合気体を非再呼吸法で吸入させます．

### 3. 笑気の利点

- 笑気を併用する利点は作用発現・消失が速い点，鎮痛作用を持つ点，二次ガス効果（second gas effect）などが挙げられます．二次ガス効果とは，笑気は急速に肺胞から血液中に移行するため，ほかの吸入麻酔薬の肺胞分圧の上昇を速める効果のことです．これは笑気の濃度に依存します．小児の緩徐導入の際には笑気を併用することで，導入を速めることができます．
- 笑気は健忘作用が強く，鎮痛主体の今の麻酔管理において鎮静，特に術中覚醒防止における役割はあるかもしれません．
- 悪性高熱でも笑気は禁忌ではありません．
- また短時間の小手術では揮発性吸入麻酔薬とレミフェンタニルあるいは笑気を併用する場合，笑気のほうがコスト面からも好ましいかもしれません．

### 4. 注意すべき点

- 耳管閉塞，気胸，腸閉塞，気脳症など，体内に窒素の存在する閉鎖腔のある患者では注意を要します．空気に約80％含まれている窒素（窒素の血液/ガス分配係数は0.014）と比較すると笑気の血液/ガス分配係数は34倍であり，何らかの閉鎖腔がある場合に笑気を併用した吸入麻酔を行うと，窒素が閉鎖腔から血液に入り込む速度よりも34倍の速さで笑気が血液から閉鎖腔に入り込むことを意味します．その結果，空気で満たされた閉鎖腔の容積

が拡大または内圧が上昇します．長時間手術，鼓室形成術，網膜剝離の手術で注入ガスが残存している場合，腹腔鏡下手術などでは避けるべきです．
- 脳外科手術の際も注意を要します．脳血管拡張に伴う頭蓋内圧上昇を引き起こす可能性があり，また術中モニター，誘発電位にも影響を与えます．
- 笑気を投与終了した直後に十分な酸素投与を怠ると拡散性低酸素血症（diffusion hypoxia）を起こす可能性があります．これは笑気の吸入を中止した初期の頃に起こる笑気の血液から肺胞への大量の移行によって肺胞の酸素分圧が希釈されて動脈血酸素分圧が低下することによります．笑気の投与終了後には 100％酸素を 5 分以上投与することが勧められています．
- 術後の悪心・嘔吐 postoperative nausea and vomiting；PONV の発生頻度も笑気を用いたほうが高く，PONV のリスクが高い症例（女性，乗り物酔いや PONV の既往，非喫煙者，オピオイドの使用）では避けたほうが無難です．一方で 1 時間以内の短時間手術では笑気を用いても PONV は増加しないという研究[1]もあります．
- 動物実験において催奇形性が報告されています．ヒトへの影響は不明ですが，妊娠早期またはその可能性がある患者では避けるべきです．

## 5. ENIGMA trial について[2-5]

- 笑気はビタミン $B_{12}$ のコバルト原子を酸化させてメチオニンシンターゼを不活性化しホモシステイン濃度を上昇させます．高ホモシステイン血症は血管内皮機能障害を起こし，また血小板凝集亢進や第 V 因子の活性化などの凝固能亢進を誘発するため，周術期心血管イベントの増加が危惧されてきました．それを検討した研究が ENIGMA（Evaluation of Nitrous Oxide in the Gas Mixture for Anesthesia）trial です．2 時間以上の非心臓手術施行予定の患者を対象としました．笑気を使用した患者では，術後 30 日以内の心血管イベント増加は認めませんでしたが[2]，その後平均 3.5 年間の長期追跡結果では心筋梗塞の発症が有意に増加しました[3]．しかし心血管系のリスクが高い患者のみを対象とした検討では，術後～長期にわたって心血管イベントを含めた合併症は特に増加せず[4,5]，その安全性が示された結果となりました．

●Ⅱ章　応用編：どのように使うの？

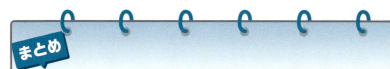

**まとめ**

1. 笑気の使用は激減しており，使用すべき絶対的な適応はありません．
2. 長期にわたって使用されてきた吸入麻酔薬で，長所や短所・副作用も十分理解されており，その安全性も確立されています．
3. 小児における緩徐導入での使用，術中覚醒防止のためなどまだ存在する余地はあると思われます．

（山下　理・松本美志也）

●文献

1) Peyton PJ, et al：Nitrous oxide-related postoperative nausea and vomiting depends of duration of exposure. Anesthesiology, 120：1137-45, 2014
2) Myles PS, et al：Avoidance of nitrous oxide for patients undergoing major surgery：a randomized controlled trial. Anesthesiology, 107：221-31, 2007
3) Leslie K, et al：Nitrous oxide and long-term morbidity and mortality in the ENIGMA trial. Anesth Analg, 112：387-93, 2011
4) Myles PS, et al：The safety of addition of nitrous oxide to general anaesthesia in at-risk patients having major non-cardiac surgery(ENIGMA-Ⅱ)：a randomized, single-blind trial. Lancet, 384：1446-54, 2014
5) Leslie K, et al：Nitrous Oxide and Serious Long-term Morbidity and Mortality in the Evaluation of Nitrous Oxide in the Gas Mixture for Anaesthesia(ENIGMA)-Ⅱ Trial. Anesthesiology, 123：1267-80, 2015

## Q40 フェンタニルとレミフェンタニル，使い分けは？

### 1. フェンタニルの薬理学的特徴

- フェンタニルは，静脈内に投与されると肝臓でシトクロムP450（CYP）3Aによって分解され，その代謝産物は腎臓から排泄されます．フェンタニルは脂溶性の薬物で，脳血液関門を容易に通過して薬理学的効果を発現させます．
- フェンタニルの最高血中濃度への到達と実際の臨床効果の発現との間には，時間差（time lag）があります．血液と脳との間の効果部位濃度が平衡に達する（effect-site equilibration time）には，6.8分必要だからです（表1）[1]．
- 単回投与でのフェンタニルの効果持続時間が短いのは，薬理効果を発揮しない脂肪や骨格筋などの組織に急速に再分配し，血中濃度が低下するからです．
- 持続投与では，脂肪や骨格筋にフェンタニルが蓄積される（図1a）ために，その血中濃度は速やかには低下しません．持続投与の中止後は，脂肪や骨格筋から血漿中にフェンタニルが戻ってくるために薬理学的効果（鎮痛）が長く続くことになります（図2）[1]．

### 2. レミフェンタニルの薬理学的特徴

- レミフェンタニルは水溶性の薬物で，血漿や組織の非特異的エラスターゼによって加水分解されます．その代謝産物は，薬理学的効果を有していません．レミフェンタニルの代謝には，肝臓や腎臓は関与していません．
- レミフェンタニルの最高血中濃度到達時間と効果発現時間との間には時間差がなく（effect-site equilibration time：1.1分），その血中濃度に応じた薬理学的効果が迅速に発現します（表1）．
- レミフェンタニルには蓄積効果がない（図1b）ため，持続投与時間に関係

●Ⅱ章 応用編：どのように使うの？

**表1** フェンタニルとレミフェンタニルの薬理学的特徴

|  | フェンタニル | レミフェンタニル |
|---|---|---|
| pK | 8.4 | 7.3 |
| 蛋白結合率（％） | 84 | 66〜93 |
| クリアランス（mL/分） | 1,530 | 4,000 |
| 分布容積（L） | 335 | 30 |
| 排泄半減期（時） | 3.1〜6.6 | 0.17〜0.33 |
| context-sensitive half-time（分）* | 260 | 4 |
| 効果部位（血液／脳）平衡到達時間（分） | 6.8 | 1.1 |

*context-sensitive half-time（CSHT）は，4時間の持続投与後のデータ．
CSHTとは，持続投与中止後に持続投与されていた薬物の血中濃度が中止時の濃度から50％減少するまでの時間．
（文献1）から引用改変）

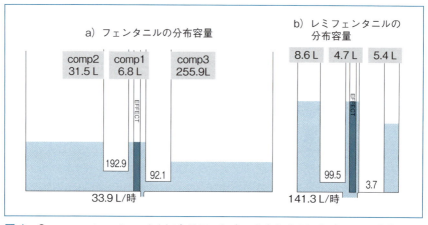

**図1** 3-compartment modelによるフェンタニルとレミフェンタニルの分布
comp：compartment
comp1：血管内容量．
comp2：血流が豊富な組織（脳や肝臓）．
comp3：血流の乏しい組織（骨や筋肉）．comp3の分布容量が大きいほど蓄積性が高い．

なく中止後に急速に血中濃度は低下し，臨床効果も同様に速やかに消失します（図2）．

## 3. フェンタニルとレミフェンタニルの投与法

・フェンタニルやレミフェンタニルの鎮痛効果は，血中濃度が1 ng/mL以上

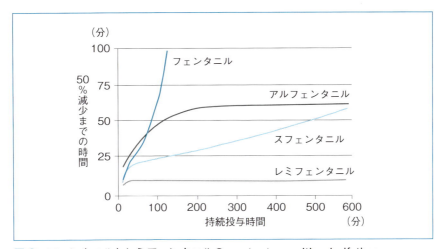

**図2** フェンタニルとレミフェンタニルの context-sensitive half-time
(Egan TD, et al：The pharmacokinetics of the new short-acting opioid remifentanil (GI87084B) in healthy adult male volunteers, Anesthesiology, 79：881-92, 1993 から引用)

で発現します．麻酔維持に必要な揮発性吸入麻酔薬やプロポフォールの必要量は，血中濃度が 1 ～ 7 ng/mL で急速に減少し，7 ng/mL 以上では天井効果のために期待する必要量の低下は望めません[2-5]．

- 鎮静や軽微な刺激に対する鎮痛には，フェンタニル 1 ～ 2 μg/kg を単回投与するか，レミフェンタニル 0.05 ～ 0.1 μg/kg/分を持続投与します．
- 気管挿管や強い手術刺激による心血管反応を減弱させるためには，フェンタニル 2 ～ 10 μg/kg を単回投与し，レミフェンタニルは，0.25 ～ 0.5 μg/kg/分を持続投与あるいは 1 ～ 2 μg/kg を単回投与します．フェンタニルの単回投与やレミフェンタニルの持続投与の際には，effect-site equilibration time や血中濃度増加時間を考慮して，侵襲的な刺激が加わる前に投与することを念頭に置きます．
- フェンタニルの大量投与（50 ～ 100 μg/kg）では，単独で外科手術に対抗可能な麻酔効果が得られますが，術中覚醒を引き起こす可能性があります．レミフェンタニル 0.5 ～ 1.0 μg/kg/分の投与では，外科手術の侵襲で引き起こされる神経内分泌反応を強く抑制します．
- フェンタニルは静脈内投与以外に筋肉内，硬膜外腔，クモ膜下腔，粘膜にも投与が可能ですが，レミフェンタニルは神経毒性の強いグリシンを含む製剤

● II章 応用編：どのように使うの？

表2 フェンタニルとレミフェンタニルの適応

|  | フェンタニル | レミフェンタニル |
| --- | --- | --- |
| 侵襲度の低い手術 | ◎ | ○ |
| 侵襲度が中程度の手術 | ◎ | ◎ |
| 侵襲度の高い手術 | ○ | ◎ |
| 短時間手術 | ◎ | ◎ |
| 長時間手術 | △〜○ | ◎ |
| 間歇的静脈内投与 | ◎ | △ |
| 持続静脈内投与 | △ | ◎ |
| 硬膜外腔・くも膜下腔投与 | ◎ | × |
| 術後鎮痛・がん性疼痛緩和 | ◎ | × |
| 重度の肝機能障害／腎機能障害患者 | △ | ◎ |
| 急性オピオイド耐性の発現 | × | △〜○ |
| 術後シバリングの出現 | × | △〜○ |

◎：最適あるいは推奨，○：適当あるいは可能性あり，△：可能あるいは不確実，×：不適当あるいはなし

のため硬膜外腔やクモ膜下腔には投与できません．

### 4. フェンタニルとレミフェンタニルの副作用

- フェンタニルの血中濃度が 2 ng/mL を超えると，呼吸抑制が発現します．大量に単回投与すると，骨格筋の強直による換気困難や徐脈を生じることがあります．術後鎮痛などで長時間投与される場合には，嘔気や嘔吐が出現します．
- レミフェンタニルも，フェンタニルと同じ血中濃度で，フェンタニルと同様の呼吸抑制や骨格筋の強直，徐脈が出現します．比較的大量持続投与されたときには，術後鎮痛のためのオピオイド使用量が増加するという急性オピオイド耐性[6]や低体温を伴わない術後シバリングを引き起こすこともあります．
- フェンタニルやレミフェンタニルは，プロポフォールやベンゾジアゼピン系薬物と心血管反応や呼吸抑制，鎮静で相乗効果を有していますので，これらの薬物と併用投与するときには，低血圧や無呼吸，意識低下が容易に発生します．

### 5. フェンタニルとレミフェンタニルの適応 (表2)

- フェンタニルは，少量投与では軽度の侵襲刺激を伴う処置や手術や検査の鎮

痛に，中等量の投与では気管挿管や外科手術時の鎮痛に適しています．広範囲の投与経路を有しているために，術後鎮痛やがん性疼痛の緩和にも使用されます．持続投与時や長時間手術での頻回の間歇投与では，その蓄積性による術後の呼吸抑制の発現に注意する必要があります．反対に，その蓄積性は，術後早期の疼痛軽減に役立ちます．

- レミフェンタニルは，その特徴的な代謝経路から重度の肝機能障害や腎機能障害を合併する患者に使用することが推奨されます．レミフェンタニルは，患者自己調節鎮痛法 patient-controlled analgesia；PCA で少量を間歇静脈内投与すれば，分娩時の鎮痛や処置時の鎮痛などに有効です．通常は，蓄積性がないことから長時間の侵襲の大きい手術や速やかな覚醒が求められる手術や，神経内分泌反応を強く抑制することから血圧変動を小さくすることが求められる手術などで，中等量以上の持続静脈内投与で用いられます．しかし，術後早期の鎮痛を考慮すると，レミフェンタニルの持続投与中止前に何らかの鎮痛手段を講じる必要があります．

### まとめ

1. 侵襲度の高い長時間手術患者や早期に覚醒を必要とされる手術患者，重度の肝機能障害あるいは腎機能障害を合併している患者には，レミフェンタニルの使用が適しています．
2. 侵襲度の低い処置や手術の鎮痛，侵襲度が中程度の3時間以内の短時間手術時の鎮痛，術後鎮痛やがん性疼痛緩和には，蓄積性のあるフェンタニルの使用が適しています．
3. フェンタニルとレミフェンタニルは，ベンゾジアゼピン系薬物やプロポフォールと鎮静と鎮痛効果で相乗効果を有しているため，併用時には呼吸抑制や低血圧，徐脈，深鎮静を容易に引き起こします．

（稲垣喜三）

●Ⅱ章　応用編：どのように使うの？

## ●文献

1) Stoelting RK：Opioids. In：Stoelting RK, et al eds, Basics of Anesthesia 5th ed, Churchill Livingstone, 112-22, 2007
2) Kato T, et al：The effect of fentanyl on sevoflurane requirements for somatic and sympathetic responses to surgical incision. Anesthesiology, 90：398-405, 1999
3) Manyam SC, et al：Opioid-volatile anesthetic synergy：a response surface model with remifentanil and sevoflurane as prototypes. Anesthesiology, 105：267-78, 2006
4) Kazama T, et al：The pharmacodynamic interaction between propofol and fentanyl with respect to the suppression of somatic or hemodynamic responses to skin incision, peritoneum incision, and abdominal wall retraction. Anesthesiology, 89：894-906, 1998
5) Kern SE, et al：A response surface analysis of propofol-remifentanil pharmacodynamic interaction in volunteers. Anesthesiology, 100：1373-81, 2004
6) Guignard B, et al：Acute opioid tolerance：intraoperative remifentanil increases postoperative pain and morphine requirement. Anesthesiology, 93：409-17, 2000

# Q41 筋弛緩薬の使い分けは？

## 1. どんな筋弛緩薬が使えるの？

- 本邦で現在使用できる筋弛緩薬はステロイド型非脱分極性薬のロクロニウム，ベクロニウムと脱分極性薬のスキサメトニウムです．
- 麻酔科医の一般的知識として覚えておいてほしいことですが，海外ではアトラクリウム，シスアトラクリウム，ミバクリウムといったベンジルイソキノリン系非脱分極薬も使用されています．

### MEMO

ベンジルイソキノリン系はヒスタミン遊離，代謝物ラウダノシンの問題で，今後も本邦での使用は難しいと思われます．シスアトラクリウムは血中でホフマン分解（自然分解），ミバクリウムは偽性コリンエステラーゼで分解されるため，ステロイド型筋弛緩薬とは異なり，肝腎機能障害の患者や高齢者でも作用時間はそれほど延長しません．この利点のため，海外では急性呼吸窮迫症候群 acute respiratory distress syndrome；ARDS の人工呼吸管理の初期 48 時間にかぎり，呼吸同調性，胸郭コンプライアンス増加を目的にシスアトラクリウムの使用を推奨しており，実際に患者の予後を改善しています[1]．

## 2. ロクロニウムとベクロニウムの使い分けは？

- ロクロニウムとベクロニウムの大きな違い（表1）は**作用発現スピードと蓄積性**です．この2点から考慮しても，臨床上あえてベクロニウムを選択する必要性はなくなります．
- スガマデクスとの親和性も，ロクロニウムに比べ，ベクロニウムでは 1/3 程度と劣ります．

表1 ロクロニウムとベクロニウムの差異

|  | ロクロニウム | ベクロニウム |
|---|---|---|
| $ED_{95}$ | 0.3 mg/kg | 0.05 mg/kg |
| 作用発現時間 | 60〜90秒 | 150〜180秒 |
| 排泄経路 | 肝＞70％，腎＜30％ | 肝60％，腎40％ |
| 蓄積性 | なし | あり |

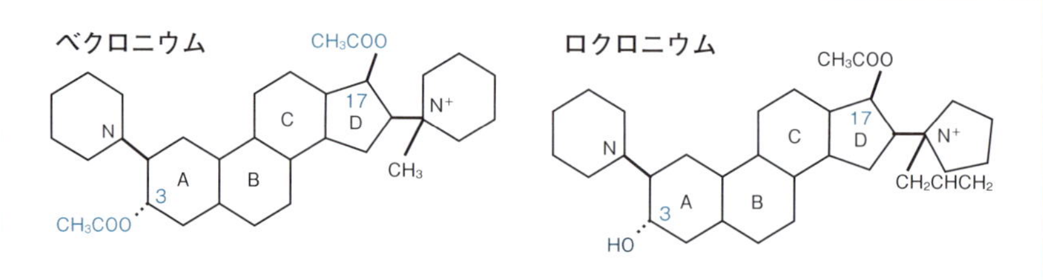

図1 ベクロニウムとロクロニウムの分子構造

### 3. ロクロニウムはなぜ作用発現が早い？

- それは$ED_{95}$，つまりロクロニウムの効果が弱いことに起因します．
- ロクロニウムとベクロニウムの分子量は600程度で同じですが，ロクロニウムは効力が弱い分，$ED_{95}$の等倍量を投与する際には，ベクロニウムの6倍の分子数が投与されることになります．この結果，血液から神経筋接合部への濃度勾配による拡散が早まるのです．

### 4. ベクロニウムはなぜ蓄積するの？

- ベクロニウムは図1に示したステロイド核の3位，17位およびその両方でアセチル基が水酸基に置換され，それぞれの代謝物が産生されます．
- この中で3-OH体は元のベクロニウムの80％程度の筋弛緩作用を持ち，かつ半減期が長いため，長時間投与や持続投与時には蓄積作用を発揮します．
- ロクロニウムは3位の部分は最初から水酸基であり，代謝物としては17-OH体のみで，これはロクロニウムの5％の筋弛緩効果しか有せず，かつヒトでは検出されていません．よってロクロニウムは持続投与時でも蓄積作用は認められないのです．

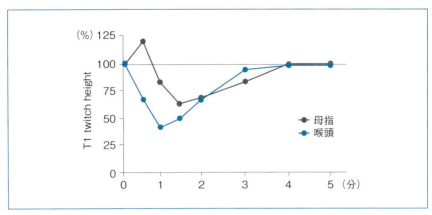

図2 スキサメトニウム 0.25 mg/kg 投与後の母指内転筋と喉頭筋の筋弛緩反応
(文献 2) より引用改変)

## 5. スキサメトニウムはまだ必要なの？

- 筆者の個人的にはまだ手術室には残したい薬です．スキサメトニウムのメリットは **respiratory sparing effect** がないことにあります．
- 筋弛緩モニタリングに利用される母指と比べ，喉頭筋や横隔膜は非脱分極性筋弛緩薬が効きにくいので，十分量を投与しないと，母指で効いていても呼吸筋は効いておらず，喉頭展開時の声門閉鎖や挿管後の咳反射が生じます．
- スキサメトニウムの場合，呼吸筋では母指よりも「早く，強く」効くため，とっさの気道確保には適しているのです（図2）[2]．
- スガマデクスによる筋弛緩拮抗直後の再筋弛緩必要時にも有用で，スキサメトニウムで気道確保後，モニタリング下にロクロニウム必要量を滴定するのもよいでしょう．

● Ⅱ章　応用編：どのように使うの？

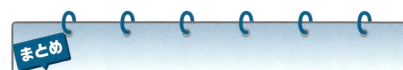

1. 本邦ではロクロニウムを第1選択とします．
2. 緊急時にはスキサメトニウムも使えるようにしておくべきです．

（小西純平，鈴木孝浩）

● 文献
1) Papazian L, et al：Neuromuscular blockers in early acute respiratory distress syndrome. N Engl J Med, 363：1107-16, 2010
2) Meistelman C, et al：Neuromuscular effects of succinylcholine on the vocal cords and adductor pollicis muscles. Anesth Analg, 73：278-82, 1991

## Q42 筋弛緩薬の効果はどのように評価するの？

### 1. 臨床症状は全患者に適用できる絶対的評価ではありません

- 神経筋機能回復を確認する際の指標としては，頭部挙上や手を握るなどが用いられてきましたが，四連反応比 train-of-four ratio；TOF 比が 0.5 を超えるとこれらが可能になるという報告[1]があります．覚醒状態によってはこれらの評価に患者の協力が得られないことが考えられます．
- 以上の点から，**筋弛緩モニターを用いて客観的に評価するほうが確実**と言えます．

### 2. 麻酔導入時は皺眉筋が理想，現実的には母指内転筋

- 気管挿管には咬筋の弛緩による十分な開口，横隔膜の弛緩による反射の抑制，喉頭筋弛緩による声帯の十分な開大が得られなければいけません．
- 母指内転筋モニタリングは筋弛緩作用の発現が喉頭筋や横隔膜などの呼吸筋より遅いため，挿管のタイミングの評価には適しません．
- 皺眉筋モニタリングは喉頭筋や横隔膜と筋弛緩効果の推移が近似するため，挿管のタイミングを知るうえでは母指内転筋より優れています．
- しかし皺眉筋は回復を正しく評価できないため，抜管前にモニタリングする筋を変更する必要があります．変更後はキャリブレーションがなされないまま使用されることになり，確実に検出できません．このため，初めから母指内転筋を選択せざるをえません．
- ロクロニウムの横隔膜における $ED_{95}$：0.5 mg/kg の 2 倍量 1.0 mg/kg を挿管量として投与すると，母指内転筋の遮断は安全な挿管の指標となります．通常，母指内転筋の TOF 反応が消失するとすぐに気管挿管を始められますが，刺激によるいかなる反応も避けるべき状況では，TOF 反応の完全消失後 1 分待つか，ポストテタニックカウント刺激 post tetanic count；PTC モー

ども有効です．

### 3. 手術中にも筋弛緩モニターの使用を

- 開腹手術を容易にするには腹筋群および横隔膜の十分な弛緩が必要です．
- 臨床所見や決められた時間間隔での筋弛緩薬の追加投与では適量投与ができず，特に手術終了時の残存筋弛緩を招きます．筋弛緩モニターは唯一，個々の患者に合わせた投与を可能とし，筋弛緩薬の蓄積を予防できます．
- 手術中の咳嗽反射を予防するには横隔膜の弛緩を要します．教科書的には「母指内転筋モニタリングで T2 が再出現したら追加投与」とされますが，このときは横隔膜はすでにほとんど回復しているため[2]，この方法ではいつ体動が起きてもおかしくありません．
- **母指内転筋モニタリングで PTC ＜ 5 であれば気管吸引しても咳反射が出ないほどの深部遮断が得られます**[3]．

### 4. 至適回復の評価は母指内転筋で

- 母指内転筋は非脱分極性筋弛緩薬の感受性が高いためです．
- 簡易な末梢神経刺激装置を用いて母指の動きを視覚や触覚で評価しようとすると，高率に残存筋弛緩を見逃し，術後呼吸器合併症の原因となる可能性があります[4]．例えば TOF 比＞ 0.4 となると母指内転筋での TOF 減衰を識別できなくなります[5]．
- このため，**客観的に TOF 比が評価できる筋弛緩モニターを用い，回復の遅い母指での TOF 比 1 以上を確認できれば，横隔膜や肋間筋での残存筋弛緩は除外されます**．しかし，母指内転筋は咽頭筋，外舌筋，口腔底筋よりも若干早く回復するため，嚥下困難や吸気時上気道閉塞が起こる可能性に留意する必要があります．

● Q42 筋弛緩薬の効果はどのように評価するの？

**まとめ**

1. 筋弛緩効果の評価には臨床症状ではなく筋弛緩モニターを使用するのが確実です．
2. 気管挿管時から手術中の十分な筋弛緩状態，抜管前の筋弛緩薬の回復の指標としては母指内転筋が適しています．

（山本　舞，北島　治）

● 文献

1) Kopman AF, et al：Relationship of the train-of-four fade ratio to clinical signs and symptoms of residual paralysis in awake volunteers. Anesthesiology, 86：765-71, 1997
2) Cantineau JP, et al：Neuromuscular effects of rocuronium on the diaphragm and adductor pollicis muscles in anesthetized patients. Anesthesiology, 81：585-90, 1994
3) Werbra A, et al：The level of neuromuscular block needed to suppress diaphragmatic movement during tracheal suction in patients with raised intracranial pressure：a study with vecuronium and atracurium. Anesthesia, 48：301-3, 1993
4) Berg H, et al：Residual neuromuscular block is a risk factor for postoperative pulmonary comlications. A prospective, randomized, and blinded study of postoperative pulmonary complications after atracurium, vecuronium and pancuronium. Acta Anaesthesiol Scand, 41：1095-103, 1997
5) Viby-Mogensen J, et al：Tactile and visual evaluation of the response to train-of-four nerve stimulation. Anesthesiology, 63：440-3, 1985

● Ⅱ章 応用編：どのように使うの？

# 43 筋緊張性ジストロフィー患者での筋弛緩薬の使用は？

## 1. 特　徴

- 筋緊張性ジストロフィー（筋強直性ジストロフィー）は，CTG の繰り返し配列によるトリプレットリピート病で，発症頻度は 10 万人に数人と成人の筋ジストロフィーでは最も高い頻度です[1]．
- 進行性の骨格筋萎縮と筋力低下を特徴とする常染色体優性の遺伝性疾患で，白内障や糖尿病，心筋障害や性腺機能異常など多臓器障害を合併します．
- 筋緊張性ジストロフィー患者の麻酔管理では，横隔膜の萎縮や呼吸筋の筋力低下，呼吸中枢異常による換気障害，咽頭筋の筋力低下による嚥下障害，誤嚥などの呼吸器合併症に注意が必要です．**筋弛緩薬は，その作用遷延により術後呼吸器合併症を発生させる可能性があるため，麻酔管理上は最も問題**になります．

## 2. 筋緊張性ジストロフィー患者での筋弛緩薬使用

- 揮発性吸入麻酔薬と同様に，悪性高熱を誘発するおそれがあるため，脱分極性筋弛緩薬の使用は避けるべきでしょう．
- 筋緊張性ジストロフィー患者における非脱分極性筋弛緩薬に対する感受性については，感受性亢進による作用遷延に注意が必要とする報告もありますが，一定の見解は示されておらず，病期や進行度によって異なることも報告されています[2,3]．
- 筋弛緩薬に対する感受性亢進が予想される本疾患を含めた多くの神経筋疾患患者では，**可能ならば筋弛緩薬の使用を避ける**麻酔管理を選択します．脊髄くも膜下麻酔や神経ブロックでの管理，全身麻酔であっても筋弛緩薬を使用せずに気道確保ができる声門上器具での管理などを一度検討しましょう．
- しかし，近年増加している腹腔鏡手術などでは，良好な視野確保および安全

● Q43 筋緊張性ジストロフィー患者での筋弛緩薬の使用は？

な手術操作のために確実かつ十分な筋弛緩状態の維持が要求されますので，筋弛緩薬の使用を避けることは難しいでしょう．高濃度局所麻酔薬の硬膜外投与により腹壁の弛緩が得られ筋弛緩薬追加が不要となる可能性はあるものの，十分な筋弛緩状態の維持のためには局所麻酔薬の使用量が多くなることは避けられず，局所麻酔薬中毒や広範囲交感神経遮断による循環動態の変動などの危険性が懸念されます．

- 幸い，遠位型筋ジストロフィーや Duchenne 型筋ジストロフィー，重症筋無力症のようなほかの神経筋疾患と同様に[4-6]，筋緊張性ジストロフィー患者でもロクロニウムに対するスガマデクスを用いた筋弛緩拮抗の有効性が報告されていますので[7]，ロクロニウムは比較的安全に使用可能と思われます．

### 3. 筋緊張性ジストロフィー患者での筋弛緩拮抗

- スガマデクスによる筋弛緩拮抗は，スガマデクス1分子とロクロニウム1分子との包接によるものですので，理論上は神経筋疾患患者であっても有効と考えられます．しかし，筋緊張性ジストロフィーを含めた神経筋疾患患者におけるスガマデクスの至適投与量については十分検討されていません．ロクロニウムに対する感受性と同様に，病期や進行度によって異なる可能性もあります．**必ず筋弛緩モニターを使用**し，筋弛緩状態からの回復を確認しましょう．筋弛緩薬の使用が筋弛緩モニタリングに基づいて行われるべきであることは言うまでもありません．

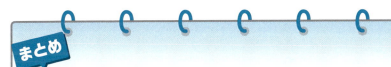

**まとめ**

1. 筋緊張性ジストロフィー患者は術後呼吸器合併症の危険性が高く，筋弛緩薬の作用遷延には特に注意が必要です．
2. スガマデクスによる筋弛緩拮抗の有効性が報告されていますが，ロクロニウムの使用は筋弛緩モニタリングに基づいて必要最小限にすべきでしょう．
3. スガマデクスの至適投与量は不明であるため，必ず筋弛緩モニターを使用して残存筋弛緩がないことを確認しましょう．

（藤本昌史）

● II章　応用編：どのように使うの？

## ●文献

1) 古谷博和：筋強直性ジストロフィーの病態と治療への展望．神経治療学，21：511-9，2004
2) Vanlinthout LE, et al：Comparison of mechanomyography and acceleromyography for the assessment of rocronium induced neuromuscular block in myotonic dystrophy type1. Anaethesia, 65：601-7, 2010
3) 遠藤正宏ほか：筋緊張性ジストロフィー症患者の胃全摘術の麻酔経験．臨床麻酔，22：1469-70，1998
4) 茂木康一ほか：遠位型筋ジストロフィ患者に対するスガマデクスの使用経験．麻酔，60：710-2，2011
5) de Boer HD, et al：Reversal of rocronium-induced profound neuromuscular block by sugammadex in Duchenne muscular dystrophy. Pediatric Anesthesia, 19：1226-8, 2009
6) de Boer HD, et al：Sugammadex in patients with myasthenia gravis. Anaesthesia, 65：653, 2010
7) 齋藤那美恵ほか：筋緊張性ジストロフィー患者におけるスガマデクスの使用経験．臨床麻酔，36：735-8，2012

# Q44 重症筋無力症患者での筋弛緩薬の使用は？

## 1. 非脱分極性筋弛緩薬に対する感受性

- 重症筋無力症 myasthenia gravis；MG 患者では，抗アセチルコリン受容体抗体のため神経筋接合部でのニコチン性アセチルコリン受容体が減少しており，これを作用部位とする**非脱分極性筋弛緩薬に対しては感受性が亢進する**と考えられます．そのため，非脱分極性筋弛緩薬を使用した場合，その作用遷延による抜管困難や術後再挿管など，計画外に術後人工呼吸管理が必要となるおそれがあります．
- 若年発症例や，筋弛緩薬投与前の四連反応比 train-of-four ratio；TOF 比がすでに 1.00 未満である症例では特に感受性亢進のリスクが高いと報告されています[1]．

## 2. 重症筋無力症とロクロニウム

- 以前は，感受性が極めて高いという理由で，本邦ではロクロニウムの MG 患者への投与は原則禁忌とされていました．しかし，スガマデクスを使用することで通常量・高用量を投与しても術後呼吸不全などの合併症が起こらなかったという報告が散見されるようになり[2]，過敏症などによりスガマデクスが使用できない MG 患者でのみ禁忌と表記されるようになりました．
- MG 患者に対する麻酔管理において筋弛緩薬を使用するかどうかは今でも議論の続いているところですが，やはり**不必要な使用は避け，使用する場合は筋弛緩モニタリングに基づいて適切に使用するべき**です．
- 使用する可能性がある場合は，利点・欠点を含めた投与理由を患者本人・家族へ事前に説明し同意を得ておきましょう．

## 3. 重症筋無力症とスガマデクス

- 多くの場合は通常量で問題ないようですが，MG 患者におけるスガマデクスの至適投与量は不明です．ロクロニウムに対する感受性により異なる可能性もあります．**筋弛緩拮抗の際には，筋弛緩モニターを用いて必ずその効果を評価**しましょう．
- ロクロニウムに対する感受性が亢進している MG 患者において，スガマデクスを通常量以上に投与しても TOF 比が回復しなかったという報告があります[1]．ロクロニウムに対する感受性がスガマデクスによる筋弛緩拮抗の有効性へ影響する可能性も示唆されます．
- スガマデクスを投与しても TOF 比が回復しない場合，MG の術中増悪の可能性を考える必要もあります．スガマデクスでは十分に回復しなかったものの，ネオスチグミン投与で TOF 比が回復した MG 患者の症例が報告されています[3]．

## 4. 重症筋無力症での筋弛緩モニタリング

- ニコチン性アセチルコリン受容体は神経筋接合部において，神経終末側と終盤側に存在します．前者に対する筋弛緩薬の効果は，連続刺激に対する筋収縮の減衰現象として現れるので，TOF 比によってモニタリングされます．後者に対する効果は，筋収縮自体を減弱させるので，単収縮高または四連刺激に対する第 1 反応の強さ（T1 高）によってモニタリングされます．通常は，T1 高の自然回復は TOF 比の自然回復より早いため，残存筋弛緩の評価では T1 高モニターは省略され TOF 比のみモニタリングされます．
- しかし，**MG 患者では TOF 比に遅れて T1 高が回復することがあるため，T1 高モニタリングも必要**であると考えられます．障害されるニコチン性アセチルコリン受容体の部位と程度の違いが原因ではないかと推察されます．スガマデクスを使用した場合でも同様に，TOF 比に遅れて T1 高が回復することがあります．
- 適切な T1 高モニタリングには，全身麻酔導入後かつ筋弛緩薬投与前のコントロール値測定と，その後のモニタリング部位の固定が必要です．実際の臨床では難しい場合もありますが，可能なかぎり T1 高もモニタリングしましょう．

● Q44 重症筋無力症患者での筋弛緩薬の使用は？

**まとめ**

1. 重症筋無力症患者では非脱分極性筋弛緩薬に対する感受性亢進に注意が必要です．
2. ロクロニウム，スガマデクスを使用する際は必ず筋弛緩モニターを使用しましょう．
3. 筋弛緩モニタリングでは TOF 比だけでなく，可能であれば T1 高または単収縮高もモニタリングしましょう．

（藤本昌史）

● 文献

1) Fujimoto M, et al：Response to rocuronium and its determinants in patients with myasthenia gravis：A case-control study. Eur J Anaesthesiol, 32：672-80, 2015
2) Casarotti P, et al：High-dose rocuronium for rapid-sequence induction and reversal with sugammadex in two myasthenic patients. Acta Anaesthesiol Scand, 58：1154-8, 2014
3) Sugi Y, et al：Restoration of Train-of-Four Ratio with Neostigmine After Insufficient Recovery with Sugammadex in a Patient with Myasthenia Gravis. A A Case Rep, 1：43-5, 2013

## Q45 エフェドリン or ネオシネジン,どのように使い分けるの？

### 1. 低血圧の原因に対処しつつ病態に応じた昇圧剤を使う

- 低血圧の原因には，前負荷低下，後負荷低下，心収縮力低下，徐脈，不整脈がありますが，複数の因子がからんでいる場合が多いです（図1）．
- 低血圧にならないように管理することが最も大切ですが，残念ながら血圧が下がった場合には，病態をすばやく把握し原因に対処しつつ（原因療法），血圧の規定因子（表1）を考慮して昇圧剤を使います（対症療法）．
- 前負荷を適切に維持することは，すべての病態で重要なポイントとなります．

### 2. エフェドリン塩酸塩（エフェドリン）

- $\alpha_1$，$\beta_1$，$\beta_2$ 受容体への直接作用と，交感神経終末の内因性ノルアドレナリンの遊離による間接作用を持っています．$\alpha_1$ 作用により末梢血管を収縮し，$\beta_1$ 作用により心拍数と心収縮力を増加させるため，徐脈を伴う低血圧の治療に有用です（図2）．
- $\beta_2$ 作用を持っているため，気管支拡張の目的で投与されることもあります．
- **頻脈や心筋酸素消費量の増加を来すので，虚血性心疾患，大動脈弁狭窄症，僧帽弁狭窄症，肥大型心筋症の昇圧に対しては不向きです．**
- 反復投与すると神経終末のノルアドレナリンが枯渇するため，タキフィラキシーが生じて効果が減弱します．反復投与により心臓仕事量だけが増加し低血圧が遷延すると，心筋における酸素需給バランスが崩れる危険性があります．

### 3. フェニレフリン塩酸塩（ネオシネジン®）

- 選択的 $\alpha_1$ 刺激薬で，抵抗血管と容量血管をともに収縮させます．$\beta$ 作用が

● Q45 エフェドリン or ネオシネジン，どのように使い分けるの？

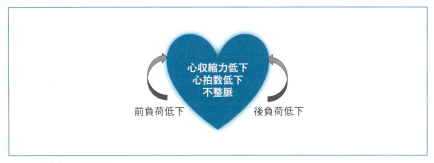

図1　低血圧の原因

表1　血圧の規定因子

血圧＝心拍出量×末梢血管抵抗
　　＝1回拍出量×心拍数×末梢血管抵抗
　　＝心収縮力×前負荷×心拍数×末梢血管抵抗

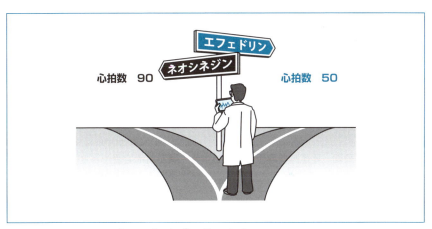

図2　エフェドリンとネオシネジン®の使い分け

なく反射性徐脈を起こすため，頻脈を伴う低血圧の治療に有用です（図2）．
● 虚血性心疾患や大動脈弁狭窄症がある患者で，頻脈を起こさずに冠灌流を増加したい場合に有用です．発作性上室性頻脈や頻脈性心房細動による血圧低下に対しても使用できます．

● Ⅱ章　応用編：どのように使うの？

- **徐脈が好ましくない大動脈弁閉鎖不全症や僧帽弁閉鎖不全症の昇圧に対しては不向きです**．後負荷増大や徐脈による逆流量増加により，心不全を起こす危険性があります．
- 効果持続時間が比較的短い（5〜10分）ため持続投与として使用されますが，病態を把握せずに漫然と使用していると，前負荷不足や心機能の悪化を見逃してしまう危険性がありますので注意が必要です．

### まとめ

1. エフェドリンは末梢血管を収縮させるとともに心拍数と心収縮力も増加させるため，徐脈を伴う低血圧の治療に有用です．
2. ネオシネジン®は血管収縮とともに反射性徐脈を起こすため，頻脈を伴う低血圧の治療に有用です．
3. 低血圧の原因に対処しつつ，病態に応じた昇圧剤を選択しましょう．

（隈元泰輔）

## Q46 人工心肺離脱時の循環作動薬に何を使用するのか？

### 1. 病態に応じて適切な循環作動薬を選択する

- 人工心肺離脱時には，**前負荷，後負荷，心収縮力，心拍数，調律を適正に調節する**ことで循環管理を行います．心収縮力が良好な場合は，前負荷を十分に保ち血管収縮薬で後負荷を調節し，一時的に少量の強心薬を併用することで，速やかに人工心肺からの離脱が可能です．
- 心収縮力をしっかりと補助しないと離脱困難な場合もあり，病態に応じて適切な循環作動薬を選択する必要があります（表1）．
- 離脱にあたり末梢血管抵抗が異常に高いと，前負荷が不足していても「良好な血圧」になりますが，離脱後の出血などで「末梢血管抵抗が高いにもかかわらず低血圧」の状態となり，循環作動薬の選択に苦慮します．**人工心肺中に末梢血管抵抗をやや低めに調節して十分な前負荷をかけて離脱する**ことで，心収縮力の回復が得られるとともに，血管収縮薬も選択しやすくなります．

### 2. ノルアドレナリン

- 強い$α_1$作用により末梢血管が収縮します．前負荷が適正で心収縮力が良好であるにもかかわらず体血圧が低い場合には，血管収縮薬により後負荷を調節します．
- 人工心肺中にやや低めに調整しておいた末梢血管抵抗を，離脱時にノルアドレナリンで補正しますが，後負荷増加による心拍出量低下には注意が必要です．あくまでも適正な前負荷と心収縮力のもとで使用すべき薬剤であり，経食道心エコー法 transesophageal echocardiography；TEEでモニタリングしながら調節する必要があります．

表1 循環作動薬の選択に関わる因子
- 術前の心収縮力
- 心不全
- 肺高血圧
- 心筋保護の状態
- 大動脈遮断時間
- 低体温

## 3. ドパミン

- 用量依存性にドパミン受容体刺激作用，$β_1$作用，$α$作用が現れます．
- 低用量では腎動脈拡張により尿量が増加しますが，腎保護作用については否定的な報告[1]が多く，腎保護目的の使用は避けるべきです．むしろ，尿量増加に伴う循環血液量減少や電解質異常により，術中管理が難しくなる場合があります．
- 容量血管収縮作用が抵抗血管収縮作用よりも低用量で発現するため，主に静脈収縮により前負荷が増大することで血圧が上昇します．硬膜外麻酔併用症例（非心臓手術）など静脈還流量減少による心拍出量低下では良い適応ですが，心不全患者に対して使用すると，前負荷増大や肺血管収縮作用により，肺うっ血が悪化する可能性があります．
- 不整脈を誘発する危険性もあり[2]，心臓手術におけるドパミンの特異性は失われているように思います．

## 4. ドブタミン

- $β_1$作用により心収縮力を増強し，$β_2$作用により末梢血管と肺血管を拡張します．
- ドパミン類似の構造を持つ合成カテコラミンで，心収縮力増強作用が選択的に強く，不整脈誘発，心拍数増加，血圧上昇が少ないのが特徴です．
- 心収縮力増強とともに，末梢血管や肺血管を拡張することにより，肺うっ血を改善します．
- 人工心肺離脱時に肺動脈圧上昇を伴う心拍出量低下がある場合に良い適応です．

● Q46 人工心肺離脱時の循環作動薬に何を使用するのか？

### 5. ホスホジエステラーゼ（PDE）Ⅲ阻害薬

- 細胞内の cAMP を増加させることで，β受容体を介さずに心収縮力を増強し，末梢血管と肺血管を拡張します．
- 心拍数や心筋酸素消費量の増加は軽度で，不整脈誘発も少ないのが特徴です．
- 心不全やカテコラミンが長期投与されている症例では，β受容体のダウンレギュレーションのためにβ刺激に対する反応性が低下している場合があり，補助薬としてカテコラミンと併用することで相乗効果が得られます[3]．
- 後負荷増加を伴う心拍出量低下，肺動脈圧上昇を伴う心拍出量低下がある場合に良い適応です．
- 筆者は，術前から低心機能や肺高血圧が存在し術後に心不全が懸念される場合には，麻酔導入後から PDEⅢ阻害薬を使用しています．
- 人工心肺離脱中に末梢血管抵抗をやや低めに調節するのに適していますが，異常な末梢血管拡張が起こることがあり，その場合には，十分な前負荷を維持したうえでノルアドレナリンによって後負荷の調節を行います．
- 半減期が比較的長いため，血圧低下などの副作用を生じた際にはその対処に時間がかかる場合があり，適応を考えながら慎重に投与する必要があります．

### 6. バソプレシン

- 抗利尿作用以外に血管収縮作用を有します．肺血管抵抗をあまり上げずに末梢血管抵抗を上昇させます．
- 長期投与では重要臓器の循環障害が起こる危険性があるので注意が必要です．

### 7. アドレナリン

- カテコラミンや PDEⅢ阻害薬の使用にもかかわらず，十分な心収縮力や血圧が得られない場合に併用します．
- それでも循環管理が困難な場合には，機械的循環補助（大動脈内バルーンパンピング法 intra aortic baloon pumping；IABP，経皮的心肺補助 percutaneous cardiopulmonary support；PCPS）を考慮します．

●Ⅱ章　応用編：どのように使うの？

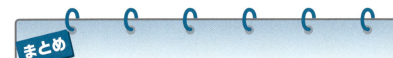

**まとめ**

1. 人工心肺中に末梢血管抵抗をやや低めに調節して十分な前負荷をかけて離脱することで，心収縮力の回復が得られるとともに，血管収縮薬も選択しやすくなります．
2. 前負荷を適正にしたうえで，心収縮力の調節のためにドブタミンやPDEⅢ阻害薬を使用し，後負荷の調節のためにノルアドレナリンを使用します．
3. 心臓血管外科手術におけるドパミンの特異性は失われているように思います．

（隈元泰輔）

● 文献

1) Bellomo R, et al：Low-dose dopamine in patients with early renal dysfunction: a placebo-controlled randomised trial. Australian and New Zealand Intensive Care Society(ANZICS)Clinical Trials Group. Lancet, 356：2139-43, 2000
2) Argalious M, et al："Renal dose" dopamine is associated with the risk of new-onset atrial fibrillation after cardiac surgery. Crit Care Med, 33：1327-32, 2005
3) Gillies M, et al：Bench-to-bedside review: Inotropic drug therapy after adult cardiac surgery—a systematic literature review. Crit Care, 9：266-79, 2005

## Q47 心臓血管外科手術の循環作動薬は，単剤 or 多剤併用？

### 1. 循環作動薬を併用して利点を生かす

- 心臓血管外科手術における循環作動薬の使用方法に確立されたものはなく，施設ごとに異なるのが現状です．少なくとも，周術期のすべての局面を単剤でカバーできるような薬剤は存在しません．
- 循環作動薬を併用することで，それぞれの薬剤の欠点を補いながら利点を生かすことが大切です．
- ここでは代表的な場面での，人工心肺離脱後の循環作動薬の使用方法について解説します．

### 2. 心収縮力が良好な症例

- 適正な前負荷のもと，血管収縮薬で末梢血管抵抗を調節し少量の強心薬を併用します．経食道心エコー法 transesophageal echocardiography；TEE で心収縮力が良好であるにもかかわらず，低血圧が持続し多量の循環作動薬が必要な場合には，前負荷と後負荷が適正であるか再評価します．
- 人工心肺離脱後に新たな局所壁運動異常が認められる場合（表1）には，手術操作による影響も鑑別に入れなければなりません．

### 3. 心収縮力が不良な症例

- ドブタミンやホスホジエステラーゼ phosphodiesterase；PDEⅢ阻害薬を使用することで心収縮力を増強します．ドブタミンや PDEⅢ阻害薬は，末梢血管抵抗を下げつつ心収縮力を上昇させるため，ノルアドレナリンで末梢血管抵抗を調節するのは理にかなっています．
- TEE における心収縮力，肺動脈カテーテルから得られる心拍出量を評価しながら，薬剤の調節を行います．

表 1　新たな局所壁運動異常の原因

| 人工心肺に伴う心筋虚血 | 手術手技に伴う心筋虚血 |
|---|---|
| ・心筋保護不良<br>・長時間の大動脈遮断<br>・虚血再灌流傷害 | ・冠動脈空気塞栓（特に RCA）<br>・冠動脈スパスム<br>・グラフト屈曲，不完全血行再建（CABG）<br>・冠動脈入口部狭窄，閉塞（AVR）<br>・左回旋枝損傷（MVR，MVP）<br>・冠動脈起始部狭窄，閉塞（Bentall）|

- これらの薬剤の併用により頻脈が認められる場合には，塩酸ランジオロールによる心拍数の調節も考慮します．

### 4．肺高血圧の症例

- 人工心肺離脱後，一過性に右心不全が生じることがあります．右心系から左心系への駆出が障害され，右室が拡大し，左室の前負荷低下を伴う心拍出量低下を来します．
- 低酸素血症，高二酸化炭素血症，アシドーシス，気道内圧の上昇は肺高血圧を悪化させるため，適正な呼吸管理によって右室後負荷の上昇を避けます．
- 右室前負荷を適正に保ちつつ，ドブタミンや PDEⅢ阻害薬で右室後負荷と右室収縮力を調節します．
- 体血圧維持のため肺血管抵抗に配慮しつつ少量のノルアドレナリンを使用しますが，肺血管抵抗への影響がないとされるバソプレシン[1]を一時的に使用することも考慮します．
- 強力な血管拡張物質である一酸化窒素（NO）を経気道的に吸入させることにより，選択的に肺血管のみを拡張させるのも有効です．

### 5．僧帽弁閉鎖不全症に対する弁形成症例

- **収縮期前方運動 systolic anterior motion；SAM は，僧帽弁形成術施行患者の 5～10％で起こるとされています**[2]．収縮期に僧帽弁前尖が前方に移動して左室流出路狭窄を来し，高度低血圧となります．
- 強心薬や血管拡張薬の過量投与，脱水，頻脈が原因となります．
- 麻酔導入後の僧帽弁評価により SAM の危険因子[3]があれば（表2），ノルアドレナリン以外のカテコラミンの投与を控えめにして，十分な容量負荷を行

● Q47　心臓血管外科手術の循環作動薬は，単剤 or 多剤併用？

表2　SAM の危険因子

- 長い後尖
- 小さい左室
- 左室肥大
- 心室中隔肥大

いながら人工心肺から離脱します．
- 弁逆流が修復されると，左室は血液をすべて大動脈に駆出することになり，左室の後負荷は上昇するため，左室収縮力は低下します（後負荷不適合 afterload mismatch）．人工心肺離脱後は後負荷を下げ，適正な前負荷のもと，強心薬で心収縮力を維持する必要があります．

### 6．大動脈弁狭窄症に対する弁置換症例

- 大動脈弁狭窄症患者は，左室の慢性的な圧負荷によって求心性肥大を生じ，これにより左室拡張障害を来しています．左室内腔が狭小化し左室コンプライアンスが低下しているため，心拍出量を維持するためには十分な前負荷と洞調律を維持する必要があります．
- カテコラミンを安易に投与すると不整脈を誘発することがあるため注意が必要です．
- 心室中隔肥大（S 状中隔）を来した症例では，前負荷が不十分だと SAM を生じることがあり，人工心肺離脱後には，十分な容量負荷と必要最小限のカテコラミン使用に心がける必要があります．

● Ⅱ章　応用編：どのように使うの？

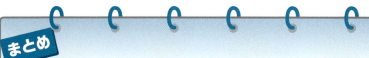

1. 循環作動薬を併用することで，それぞれの薬剤の欠点を補いながら利点を生かすことが大切です．
2. 新たな局所壁運動異常が認められる場合には，やみくもにカテコラミンを増量するのではなく，原因検索を行いましょう．
3. 僧帽弁形成術や大動脈弁置換術では SAM を生じることがあるため，十分な容量負荷と必要最小限のカテコラミン使用に心がけましょう．

（隈元泰輔）

● 文献

1) Currigan DA, et al：Vasoconstrictor responses to vasopressor agents in human pulmonary and radial arteries: an in vitro study. Anesthesiology, 121：930-6, 2014
2) Charls LM：SAM-systolic anterior motion of the anterior mitral valve leaflet post-surgical mitral valve repair. Heart Lung, 32：402-6, 2003
3) Maslow AD, et al：Echocardiographic predictors of left ventricular outflow tract obstruction and systolic anterior motion of the mitral valve after mitral valve reconstruction for myxomatous valve disease. J Am Coll Cardiol, 34：2096-104, 1999

## 48 OPCAB 時に使用するのは，ネオシネジン or ノルアドレナリン？

### 1. OPCAB 手術の留意点

- 最も重要なことは，吻合操作中の血行動態を安定させることです．人工肺を使用しない冠動脈バイパス手術 off-pumpcoronary artery bypassgrafting；OPCAB 手術では，ハートポジショナーによる心臓の脱転やスタビライザーによる吻合部の固定により，複合的な病態が生じ，血行動態が変動します（表1）．
- 血行動態が破綻した後に，緊急に off pump から on pump へ方針転換（conversion）した症例では，生命予後が不良になるという報告があります[1]．
- 心拡大，低左心機能，心房細動や僧帽弁閉鎖不全 mitral regurgitation；MR 合併例では，OPCAB 手術を完遂できない場合があります．conversion の危険性が高い症例では計画的に on pump にする，あるいは，血行動態が破綻する前に早期に conversion することが重要です．
- 高用量カテコラミン使用，僧帽弁閉鎖不全症 mitral valve regurgitation；MR 増強，混合静脈血酸素飽和度の高度低下例では，血行動態の維持が困難であることを早めに術者に伝える必要があります．

### 2. 麻酔科サイドの血圧コントロール（表2）

- 前負荷が過剰になると良好な視野が提供できないばかりでなく，MR が増強して血行動態が不安定になる場合があるので輸液の最適化に努めます．
- 強心薬により心収縮力や心拍数が過度に増加すると，心筋酸素消費量が増加するだけでなく血管吻合の妨げにもなるため，使用は少量にとどめます．**α刺激作用の強いノルアドレナリンやフェニレフリン（ネオシネジン®）の持続投与で末梢血管抵抗を調整し，体血圧を維持**することで，側副血行を介した冠動脈末梢の灌流圧を維持します．

### 表1　吻合操作に伴う血行動態変動の原因

- 右心系の圧迫　　右室流出路の狭窄，三尖弁閉鎖不全
- 左心系の圧迫　　左室への流入障害，僧帽弁閉鎖不全
- 心筋虚血，スタビライザーによる壁運動低下
- 循環血液量（前負荷）減少
- 心室性不整脈

### 表2　OPCAB手術の麻酔管理

| | |
|---|---|
| 体血圧維持 | 主にα刺激薬，最小限のβ刺激薬，容量負荷，頭低位 |
| 冠灌流維持 | 拡張期血圧維持，冠血管拡張薬 |
| 心拍数調節 | βブロッカー，最小限のβ刺激薬，ペーシング |
| 不整脈対策 | 電解質補正，体温維持，最小限のβ刺激薬，抗不整脈薬 |

## 3. 外科サイドの血圧コントロール

- 術野でも血行動態を維持する工夫があるので，術者とコミュニケーションをとりながら管理を行います．
- 脱転直後，右室流出路狭窄や有意なMR増強により血行動態が不安定な場合には，ハートポジショナーでの位置調節を行います．
- 右開胸にすることで右側心膜の圧迫（図1）による血行動態の変動を最小限にでき，皮膚切開を足側に延長し開胸器を大きく開くことで，脱転した心臓が右胸壁下に完納されます．結果として，吻合時の作業空間の確保も可能となり，脱転を少し緩めることができ血行動態の安定につながります．

## 4. ネオシネジン®か，ノルアドレナリンか

- 共に，$\alpha_1$作用により末梢血管を収縮しますが，**ノルアドレナリンは弱い$\beta_1$作用による強心作用を併せもつ**ため，心拍出量の増加も期待できます．
- ネオシネジン®は選択的$\alpha_1$刺激薬で，頻脈を起こさずに冠灌流圧を増加し，心筋の酸素需給バランスにとっては都合がいいですが，後負荷のみを増加させるため心拍出量が低下することがあります．低心機能患者に対してネオシネジン®のみで術中管理を行うと状態が悪化する危険性があるので，少量の強心薬を併用することが必須です．
- ネオシネジン®による反射性徐脈は，OPCABの血行動態変動の原因の1つである弁逆流を悪化させる可能性があります．

● Q48 OPCAB 時に使用するのは，ネオシネジン or ノルアドレナリン？

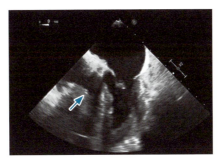

**図1　左回旋枝吻合時の TEE**
脱転により右側心膜に圧迫され（矢印の方向に押されている），右室内腔が狭小化している．

- ブタの心表面の冠動脈の運動に対するネオシネジン® とノルアドレナリンの影響を比較した報告では，ネオシネジン® を使用している群のほうが，冠動脈の動きが少なく固定性が高いとしています[2]．
- 筆者は，α作用の強さ，心拍出量や僧帽弁逆流の観点から，ノルアドレナリンを好んで使用しています．β作用で心収縮力や心拍数が増加しすぎた場合には，吻合のクオリティが低くなる可能性があるため，ネオシネジン® に変更することもあります．
- 大切なことは，病態に応じて血管収縮薬を使い分けることです．術者と気持ちをシンクロさせて，安心して吻合しやすい環境を提供することも必要です．

> **まとめ**
>
> 1. OPCAB 手術では，強心薬の使用は少量にとどめ，α刺激作用の強いノルアドレナリンやフェニレフリンの持続投与で末梢血管抵抗を調整し，体血圧を維持します．
> 2. ネオシネジン® では心拍出量や僧帽弁逆流，ノルアドレナリンでは冠動脈の固定性に注意を払いながら投与しましょう．
> 3. ネオシネジン® とノルアドレナリンを病態に応じて使い分けることが大切です．

（隈元泰輔）

●Ⅱ章　応用編：どのように使うの？

●文献
1) Patel NC, et al：Emergency conversion to cardiopulmonary bypass during attempted off-pump revascularization results in increased morbidity and mortality. J Thorac Cardiovasc Surg, 128：655-61, 2004
2) Kurosawa H, et al：Effects of phenylephrine and noradrenaline on coronary artery motion in an open-chest porcine beating heart model. Surg Today, 44：1128-37, 2014

# Q49 硝酸薬 or ニコランジル，どのように使い分けるの？

## 1. 心筋虚血の予防と治療

- 硝酸薬やニコランジルは，虚血性心疾患の周術期管理に際して，心筋保護を目的として静脈内投与されます．
- 心筋虚血を予防するためには，心筋の酸素需給バランスを適正に保つことが重要です．しかし，予防策を講じていても心筋虚血が起こる場合があり，その際の虚血再灌流傷害を軽減する治療も考慮する必要があります．薬理学的に虚血プレコンディショニング効果と同等の心筋保護効果を得るための方法として，薬理学的プレコンディショニングがあります．
- 心筋虚血の治療は血行動態を適正にし，心筋酸素需給バランスを改善することです．頻脈や高血圧を是正することで酸素需要を減らし，冠灌流圧や貧血を是正することで酸素供給を増やします．そのうえで冠血流量の増加を期待して冠血管拡張薬を投与します．期待する効果を得るためには，前負荷を適切に維持し低血圧などの副作用に注意する必要があります．

## 2. 硝酸薬

- ニトログリセリンや硝酸イソソルビドなどの硝酸薬を投与することで，代謝物である一酸化窒素（NO）が血管平滑筋に作用し，冠動脈拡張および末梢血管拡張作用を促します．
- 末梢血管拡張作用は，動脈系（抵抗血管）よりも静脈系（容量血管）で強く現れます．硝酸薬の抗狭心症作用は，冠血管拡張によるものではなく，前負荷や後負荷軽減による心仕事量の軽減によるものが主であると考えられます．全身麻酔中や循環血液量が減少している患者では，末梢血管拡張により低血圧が起こりやすく，かえって冠灌流の低下を招くおそれがあるため，使用には注意が必要です．

- 硝酸薬による心筋虚血予防の有効性は明らかではなく，ACC/AHA のガイドライン[1]では，**非心臓手術におけるニトログリセリンの予防的投与はすべきではない**とされています．
- 冠攣縮性狭心症例の冠動脈内皮では，NO の産生や放出が低下することで血管トーヌスが亢進しています．硝酸薬は NO を介して，冠攣縮を生じやすい心臓表面の太い冠動脈を拡張します．
- 硝酸薬は耐性が生じやすい薬剤で，持続投与開始 12 〜 48 時間程度で効果が減弱するため[2]，**予防効果を期待して漫然と使用するのではなく，発作時に治療薬として使用するのが望ましい**です．

### 3．ニコランジル

- ATP 感受性カリウムチャネル開口作用と NO 放出作用により，主に冠動脈の拡張作用と冠攣縮抑制作用を有します．末梢血管も拡張（主に静脈系）しますが，その作用は弱く，高用量を投与した場合でも血行動態への影響が少ないのが特徴[3]です．
- 硝酸薬と異なり持続投与による耐性獲得はありません．
- ATP 感受性カリウムチャネルは，プレコンディショニングの成立に重要な役割を担っています．ニコランジルの ATP 感受性カリウムチャネルに対する作用により，虚血に対する心筋保護効果が期待できます．
- 5,126 例の慢性期安定狭心症患者を対象とした大規模臨床試験（INOA Study）[4]では，標準的治療に加えてニコランジル経口投与を行うことで，心血管イベントの発生を抑制することが報告されていますが，これは周術期における心筋虚血予防効果の研究ではありません．
- 虚血性心疾患を有する患者の開腹手術においてニコランジルを投与することで，用量依存性に術中の心筋虚血を予防したという論文[5]もありますが，これは小規模研究での報告です．
- ニコランジルは日本で開発された薬剤であり，有効性に関して比較臨床試験の報告が少ないのが現状で，治療薬としても第 2 選択としての位置づけとなっています．
- 体血管に対する影響が比較的少ないことを考慮すると，体血圧が低い場合の心筋虚血に対してはニコランジルが使用しやすいと考えられます．

● Q49 硝酸薬 or ニコランジル，どのように使い分けるの？

**まとめ**

1. 硝酸薬による心筋虚血予防の有効性は明らかではなく，非心臓手術における予防的投与はすべきではありません．
2. 硝酸薬は心筋虚血の治療として有効ですが，循環血液量減少や低血圧のある患者では，体血管に対する影響が少ないニコランジルが使用しやすいです．
3. 虚血性心疾患を有する患者に対して硝酸薬やニコランジルをルーチンに使用するのではなく，まずは心筋の酸素需給バランスを考慮した周術期管理を行いましょう．

（隈元泰輔）

● 文献

1) Fleisher LA, et al：2014 ACC/AHA guideline on perioperative cardiovascular evaluation and management of patients undergoing noncardiac surgery：a report of the American College of Cardiology/American Heart Association Task Force on Practice Guidelines. Circulation, 130：e278-333, 2014
2) Cintron GB, et al：Effect of intravenous isosorbide dinitrate versus nitroglycerin on elevated pulmonary arterial wedge pressure during acute myocardial infarction. Am J Cardiol, 61：21-5, 1988
3) Minami Y, et al：Acute efficacy and safety of intravenous administration of nicorandil in patients with acute heart failure syndromes: usefulness of noninvasive echocardiographic hemodynamic evaluation. J Cardiovasc Pharmacol, 54：335-40, 2009
4) IONA Study Group：Effect of nicorandil on coronary events in patients with stable angina: the Impact Of Nicorandil in Angina(IONA)randomised trial. Lancet, 359：1269-75, 2002
5) Kaneko T, et al：Dose-dependent prophylactic effect of nicorandil, an ATP-sensitive potassium channel opener, on intra-operative myocardial ischaemia in patients undergoing major abdominal surgery. Br J Anaesth, 86：332-7, 2001

# Q50 周術期の抗凝固薬対策は？

## 1. 周術期に抗凝固薬が使用されるのはなぜ？

- 周術期に抗凝固薬が投与されている場合は大きく分けて 2 通りあります．
- 1 つは心房細動や人工弁の手術後などの血栓予防のために術前から抗凝固療法を行っている患者が手術になった場合です．これらの患者の多くは内服の抗凝固薬を使用していて，予定手術では手術前には休薬になっています．高齢者の手術の増加から術前に抗凝固薬を内服している患者も増えています．そして，血栓リスクが高い場合では，短い休薬期間で手術になる場合もありますし，緊急手術では休薬しないままに手術になるので特別な注意が必要です．
- もう 1 つは主に術後に周術期の肺血栓塞栓症 pulmonary thromboembolism；PTE の予防のために抗凝固薬が投与される場合です．こちらは注射薬が使われることが多いです．術前から長期臥床の患者の場合には術前からすでに投与が始まっていることもあるかもしれません．

## 2. 周術期の抗凝固薬の使用に注意しなければならないのはなぜ？

- 抗凝固薬を使用中に手術を行えば出血のリスクが増加し，術中止血困難になるかもしれません．出血に対する対策が必要になります．
- 麻酔に関しては，抗凝固薬の使用は区域麻酔，特に硬膜外麻酔・脊髄くも膜下麻酔により重篤な合併症である血腫を生じる危険性が高くなります．術前から抗凝固薬を使用している患者で区域麻酔を行うかどうかを判断する基準を知っておく必要があります．
- 術前から抗凝固薬を使用していた患者が休薬をして手術を受けた場合は，周術期に血栓を生じるリスクが高くなります．**出血と血栓が生じることのリスクの両方を検討**して休薬の有無や期間を決めなければなりません．

### 表1 中・高リスク群*の区域麻酔・神経ブロック施行時の抗凝固薬の取り扱い

| 薬物名 | 商品名 | 休薬期間 | カテーテル抜去から薬物再開までの時間 |
|---|---|---|---|
| 未分画ヘパリン | ヘパリン，カプロシン | 4時間（静注），8～10時間（皮下） | 2時間 |
| エノキサパリン | クレキサン | 12時間 | 2時間 |
| ダルテパリン | フラグミン | 12時間 | 2時間 |
| フォンダパリヌクス | アリクストラ | 4日 | 6時間 |
| ワルファリン | ワーファリン | 5日 | 抜去後に再開 |
| ダビガトラン | プラザキサ | 4日（CrCl≧60，5日（30＜CrCl＜60） | 6時間 |
| リバーロキサバン | イグザレルト | 2日 | 6時間 |
| アピキサバン | エリキュース | 3日 | 6時間 |
| エドキサバン | リクシアナ | 2日 | 6時間 |

*中リスク群：硬膜外麻酔，脊髄くも膜下麻酔，深部神経ブロック，血小板数低下または出血性素因のある患者への体表面の神経ブロック，高リスク群：血小板数低下または出血性素因のある患者への硬膜外麻酔，脊髄くも膜下麻酔，または深部神経ブロック
CrCl；クレアチニンクリアランス（mL/分）
（文献1）を参考に作成）

### 3. 区域麻酔を予定する場合の抗凝固薬の取り扱いは？

- 区域麻酔を予定する場合の各抗凝固薬別の取り扱いについて表1に示しました．これは2016年に日本ペインクリニック学会，日本麻酔科学会，日本区域麻酔学会の合同ワーキンググループにより作成された日本版ガイドライン「抗血栓療法中の区域麻酔・神経ブロックガイドライン」で示されたものです[1]．これまでは海外のガイドラインしかありませんでしたが，今後は日本版ガイドラインを参考にしながら，個々の症例で区域麻酔を行うかどうかを，手術の術式，患者の血栓のリスクを考慮して決め，抗凝固薬の休止や再開予定を立てることになります．

- ヘパリン，ワルファリンについては休薬期間だけでなく，ヘパリンは活性化部分トロンボプラスチン時間 activated partial thromboplastin time；APTTで，ワルファリンはプロトロンビン時間国際標準比 prothrombin time-international normalized ratio；PT-INRか活性凝固時間 activated clotting time；ACTで検査結果の改善を確認してから区域麻酔を行います．

- 近年次々と発売された直接経口抗凝固薬 direct oral anticoagulant；DOAC を含めて，ブロック施行時や緊急手術時に残存効果を確認できる一般的な検査がないものもあるので注意が必要です．
- ワルファリン内服中の患者でワルファリン中止後に調節のしやすいヘパリンを使用するブリッジング療法が行われることもあります．ワルファリンを中止して DOAC の，より休薬期間の短くてすむものに変更されていることもありますので，周術期の薬物の変更にも注意が必要です．

### 4．抗凝固療法中の患者の緊急手術時の対応は？

- 抗凝固薬を休止することなく緊急手術が行われる場合，出血への対策を考えなければなりません．ワルファリンの場合，ビタミン K の投与，新鮮凍結血漿 fresh frozen plasma；FFP の投与が行われてきましたが，最近，活性型プロトロンビン複合体製剤が有効であることが示されました．非常に高価で保険適用もありませんが，緊急時には有用と考えられます．
- ダビガトラン（プラザキサ®）には血液透析が有効です．内服直後であれば，胃洗浄や活性炭による吸着も有効です．FFP も有効ですが効果発現には時間を要します．そして，ダビガトランについては 2016 年に特異的中和剤イダルシズマブ（プリズバインド®）が発売されました．これからは有効な選択肢となります．ほかの DOAC については特異的な拮抗薬は開発中であり，現時点では FFP や活性型プロトロンビン複合体製剤での対処になります[2]．

● Q50　周術期の抗凝固薬対策は？

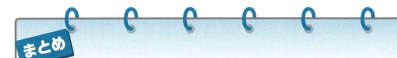

**まとめ**

1. 抗凝固薬を使用中の場合，区域麻酔を行うかどうかは，日本版ガイドラインを参考にしながら，個々の症例で手術の術式，血栓のリスクを考慮して決め，抗凝固薬の休止や再開の予定を立てましょう．
2. 緊急手術時には抗凝固薬の休薬なしで手術を行うことになり，止血困難に陥る危険があります．緊急度に応じた対処法を知っておく必要があります．
3. DOACに関しては次々と新しい薬剤が発売されたり，またその拮抗薬が開発されたりしているので最新の情報に注意する必要があります．

（原　かおる，佐倉伸一）

● 文献

1) 日本ペインクリニック学会・日本麻酔科学会・日本区域麻酔学会合同抗血栓療法中の区域麻酔・神経ブロックガイドライン作成ワーキンググループ：抗血栓療法中の区域麻酔・神経ブロックガイドライン（http://www.anesth.or.jp/guide/pdf/guideline_kouketsusen.pdf）
2) Dubois V, et al：Perioperative management of patients on direct oral anticoagulants. Thromb J, 15：14, 2017

●II章 応用編：どのように使うの？

## Q 51 術後痛管理に何を使用すべきか？ オピオイド鎮痛薬 or NSAIDs or アセトアミノフェン？

- 術後疼痛管理において全身投与される鎮痛薬の選択は，手術部位，術式，手術侵襲の程度，患者の状況，施設環境などを考慮して，オピオイド鎮痛薬，非ステロイド性消炎鎮痛薬 nonsteroidal anti-inflammatory drugs；NSAIDs，アセトアミノフェンのいずれか，あるいは併用を検討します．いずれの鎮痛薬も副作用，投与量の上限などの問題があり，可能であれば区域麻酔，浸潤麻酔などを用いた多角的鎮痛 multimodal analgesia を検討すべきです．

### 1. オピオイド鎮痛薬

【特徴】
- 中枢神経系に広く存在するオピオイド受容体を介した強力な鎮痛作用を有するオピオイド鎮痛薬の全身投与は，術後の体性痛，内臓痛を容易に緩和します．**オピオイド鎮痛薬の投与量は，術式や手術部位，手術侵襲の程度，患者の状態などに応じて調節することが必要です．**しかしながら，オピオイド鎮痛薬の全身投与は，悪心・嘔吐，消化管運動の抑制，尿閉，口渇，せん妄，過鎮静，呼吸抑制といった副作用の出現が危惧されます．

【実際】（表 1)[1]
- 過鎮静，呼吸抑制といった重篤な副作用を予防するために，オピオイド鎮痛薬の全身投与では，機械式自己調節鎮痛法 patient controlled analgesia；PCA を使用することが推奨され，フェンタニルによる経静脈的 PCA（IV-PCA）が一般的です．PCA の設定は，術式や手術部位，手術侵襲の程度，患者の状態などに応じて決定します．

● Q51　術後痛管理に何を使用すべきか？ オピオイド鎮痛薬 or NSAIDs or アセトアミノフェン？

**表 1**　フェンタニルを用いた IV-PCA の実際

- 持続投与量：4 ～ 60 μg/ 時間
- ボーラス投与：7 ～ 50 μg/ 回（通常は 10 ～ 20 μg/ 回）
- ロックアウトタイム：5 ～ 10 分

- 持続投与：基礎速度とも言い，患者がボタンを押さなくても持続的に鎮痛薬が投与される設定で，作用持続時間が短い鎮痛薬の効果持続や，睡眠中に痛みで覚醒してしまうことを防ぐことを目的とする．
- ボーラス投与：患者がボタンを押したときに注入する鎮痛薬の量の設定である．
- ロックアウトタイム：患者の要求による鎮痛薬の投与間隔を制限する時間で，過剰投与にならないための安全設定である．

## 2．NSAIDs

【特徴】
- アラキドン酸カスケード系のシクロオキシゲナーゼを阻害することで，発痛，発赤，発熱，浮腫などを引き起こすプロスタグランジン prostaglandin；PG やトロンボキサン thromboxane；TX の産生を抑制するため，術後疼痛に NSAIDs を投与することは薬理学的に理にかなっています．しかしながら，NSAIDs には，PG や TX 産生抑制による胃粘膜障害，腎機能障害，出血傾向といった副作用の出現が危惧されます．また，**投与量に上限があるため，NSAIDs 単独による術後疼痛管理では十分な痛みの緩和が得られない場合もあります**．

【実際】（表 2）
- 経口摂取困難な場合は，フルルビプロフェンアキセチル注射液を適宜経静脈投与します．経口可能であればロキソプロフェンあるいはジクロフェナクを使用します．小児ではジクロフェナク坐薬が使用しやすいです．

## 3．アセトアミノフェン

- アセトアミノフェンは古くから使用されている安全な鎮痛薬です．NSAIDs とは異なり，中枢性に作用するため，NSAIDs でみられるような胃粘膜障害，腎機能障害，出血傾向などの副作用はまれです．しかしながら，投与量に上限があるため，アセトアミノフェン単独による術後疼痛管理では十分な痛みの緩和が得られない場合があり，通常は何らかの鎮痛手段が併用されます．

表2 NSAIDs投与の実際

【フルルビプロフェン】
通常，成人にはフルルビプロフェンアキセチルとして1回50 mgをできるだけゆっくり静脈内注射．その後，必要に応じて反復投与する．なお，年齢，症状により適宜増減．

【ロキソプロフェン】
通常，成人にロキソプロフェンナトリウム（無水物として）1回60 mg，1日3回経口投与．頓用の場合は，1回60〜120 mgを経口投与．なお，年齢，症状により適宜増減．また，空腹時の投与は避けさせることが望ましい．

【セレコキシブ】
通常，成人にはセレコキシブとして初回のみ400 mg，2回目以降は1回200 mgとして1日2回経口投与．なお，投与間隔は6時間以上あける必要がある．頓用の場合は，初回のみ400 mg，必要に応じて以降は200 mgを6時間以上あけて経口投与．ただし，1日2回までとする．

【ジクロフェナク】
ジクロフェナクナトリウムとして1回の投与に体重1 kgあたり0.5〜1.0 mgを1日1〜2回直腸内に挿入．なお，年齢，症状に応じ低用量投与が望ましい．低体温によるショックを起こすことがあるので，少量から投与を開始．年齢別投与量の目安は1回量として以下の通り．1歳以上3歳未満：6.25 mg，3歳以上6歳未満：6.25〜12.5 mg，6歳以上9歳未満：12.5 mg，9歳以上12歳未満：12.5〜25 mg

表3 アセトアミノフェン投与の実際

【アセトアミノフェン注射液】
（成人）
通常，成人にはアセトアミノフェンとして，1回300〜1,000 mgを15分かけて静脈内投与し，投与間隔は4〜6時間以上とする．なお，年齢，症状により適宜増減するが，1日総量として4,000 mgを限度とする．ただし，体重50 kg未満の成人にはアセトアミノフェンとして，体重1 kgあたり1回15 mgを上限として静脈内投与し，投与間隔は4〜6時間以上とする．1日総量として60 mg/kgを限度とする．
（2歳以上の幼児および小児）
体重1 kgあたり1回10〜15 mgを15分かけて静脈内投与し，投与間隔は4〜6時間以上とする．なお，年齢，症状により適宜増減するが，1日総量として60 mg/kgを限度とする．ただし，成人の用量を超えない．
（乳児および2歳未満の幼児）
通常，乳児および2歳未満の幼児にはアセトアミノフェンとして，体重1 kgあたり1回7.5 mgを15分かけて静脈内投与し，投与間隔は4〜6時間以上とする．なお，年齢，症状により適宜増減するが，1日総量として30 mg/kgを限度とする．

【アセトアミノフェン坐薬】
通常，乳児，幼児および小児にはアセトアミノフェンとして，体重1 kgあたり1回10〜15 mgを直腸内に挿入する．投与間隔は4〜6時間以上とし，1日総量として60 mg/kgを限度とする．なお，年齢，症状により適宜増減する．ただし，成人の用量を超えない．

- Q51 術後痛管理に何を使用すべきか？ オピオイド鎮痛薬 or NSAIDs or アセトアミノフェン？

【実際】（表3）

- アセトアミノフェン注射液は有効な鎮痛を得るために定時投与が推奨されます．現時点で，アセトアミノフェン経口薬には，添付文書の効能・効果に術後鎮痛の記載はありません．なお，小児ではアセトアミノフェン坐薬が使用しやすいです．

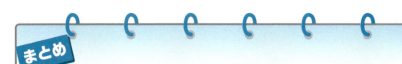

**まとめ**

1. 術後疼痛管理に全身投与される鎮痛薬の選択は，手術部位，術式，手術侵襲の程度，患者の状況，施設環境などを考慮して行う必要があります．
2. オピオイド鎮痛薬，NSAIDs，アセトアミノフェンのうちのどれか，あるいは併用を検討します．
3. おのおのに副作用，投与量の上限などの問題がありますので，可能なら区域麻酔を用いた多角的鎮痛 multimodal analgesia を検討します．

（山口重樹）

● 文献

1) 日本麻酔科学会：Ⅱ 鎮痛薬・拮抗薬，フェンタニルクエン酸塩．医薬品ガイドライン，第3版4訂，63-65，2017

●Ⅱ章 応用編：どのように使うの？

# Q52 オピオイド鎮痛薬とNSAIDs，アセトアミノフェンは併用すべきか

## A

- 術後に全身投与が検討される鎮痛薬としては，オピオイド鎮痛薬と非ステロイド性消炎鎮痛薬 nonsteroidal anti- infalmmatory drugs；NSAIDs，アセトアミノフェンが一般的です．これらの鎮痛薬の作用機序は異なり，適応があれば併用が推奨されます．特に，近年のはやりの術後早期回復促進策 early recovery after surgery；ERAS では，術後鎮痛におけるオピオイド鎮痛薬の使用の減量，回避を推奨しています．そして，術後鎮痛におけるオピオイド鎮痛薬の減量を目的とした多角的鎮痛 multimodal analgesia では，区域麻酔の併用のみならず，NSAIDs，アセトアミノフェンのいずれの併用投与も積極的に考慮されるべきです（図1）．

### 1. オピオイド鎮痛薬

【作用部位】
- 大脳皮質および視床，中脳および延髄，脊髄，末梢神経に広く存在するオピオイド受容体に作用します．

【特徴】
- 中枢神経系に広く存在するオピオイド受容体を介した強力な鎮痛作用を有するオピオイド鎮痛薬は，術後の激しい痛みに有効であることは周知の事実です．したがって，胸腹部の手術，整形外科手術などでは，術後数日（通常2〜4日程度），オピオイド鎮痛薬の全身投与が必要とされる場合が多いです．しかしながら，オピオイド鎮痛薬の副作用である悪心・嘔吐，消化管蠕動運動の抑制，尿閉，口渇，せん妄，過鎮静，呼吸抑制といった副作用は術後の生活の質のみならずERASの妨げとなるため，必要最小限の投与量に抑える必要があります．また，過鎮静や呼吸抑制といった重篤副作用を予防するために，**経静脈的自己調節鎮痛法 patient controlled analgesia；IV-PCA** が推奨されています．

● Q52 オピオイド鎮痛薬と NSAIDs, アセトアミノフェンは併用すべきか

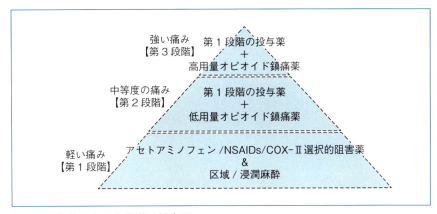

**図1** 多角的鎮痛の3段階の概念図
(文献1, 2) より作図)

## 2. NSAIDs

【作用部位】
- 傷害を受けた末梢組織においてアラキドン酸カスケード系のシクロオキシゲナーゼ cyclooxygenase；COX を阻害します．

【特徴】
- 術後疼痛に NSAIDs を投与することは薬理学的に理にかなっていますが，NSAIDs はプロスタグランジン prostaglandin；PG やトロンボキサン thromboxane；TX 産生抑制による胃粘膜障害，腎機能障害，出血傾向といった副作用の出現が危惧されます．また，投与量に上限があるため，侵襲の大きな手術の術後では，NSAIDs 単独による術後疼痛管理では十分な痛みの緩和が得られない場合があります．

## 3. アセトアミノフェン

【作用部位】
- アセトアミノフェンの作用機序はいまだ解明されていませんが，末梢性の作用は少なく，中枢神経系に作用することは明確になっています．

【特徴】
- 適切な投与（**健常成人で 4,000 mg/日**）を行えば，術後鎮痛に有効であることが証明されています．NSAIDs でみられるような胃粘膜障害，腎機能障害，

● II章 応用編：どのように使うの？

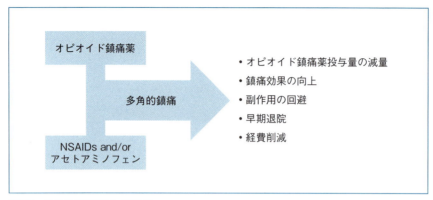

図2 多角的鎮痛による利点
（文献1，2）より作図）

出血傾向などの副作用がまれ，用量範囲内（健常成人で4,000 mg/日）の使用であれば重篤な肝機能障害の発生もまれであるということから，ERASを目的とした多角的鎮痛に欠かせない鎮痛薬となっています．

### 4. オピオイド鎮痛薬とNSAIDs，アセトアミノフェンを併用した多角的鎮痛

- 図1にオピオイド鎮痛薬の低減を目的とした多角的鎮痛の概念を示します．手術部位，術式，手術侵襲，患者の状態などに応じて，**オピオイド鎮痛薬の不使用，低用量使用，そして，高用量使用と3段階に分けて**，NSAIDsやアセトアミノフェンを併用することが一般的です[1,2]．そのことによって，図2に示したように，質の高い鎮痛のみならず患者，医療経済にとってとってさまざまな利点が得られます[3]．
- 表1に一般的なオピオイド鎮痛薬とNSAIDs，アセトアミノフェンを併用した多角的鎮痛の例を示します．

### 5. レミフェンタニル投与後の急性鎮痛耐性や痛覚過敏へのNSAIDsの予防効果

- 基礎研究において，レミフェンタニルの痛覚過敏の重要な役割をしている活性化したN-メチル-D-アスパラギン酸 N-methyl-D-asparatic acid；NMDA受容体において，COXの活性化，PGの産生が確認され，それらが中枢の侵害受容系の感作を惹起していることが立証されています．そして，**NSAIDsの投与が急性鎮痛耐性や痛覚過敏の発生を予防する**という臨床研究の結果も

● Q52　オピオイド鎮痛薬とNSAIDs, アセトアミノフェンは併用すべきか

**表1　一般的な多角的鎮痛**

| | |
|---|---|
| オピオイド鎮痛薬<br>(IV-PCA) | 使用薬剤：フェンタニル注射液<br>持続投与量：20 μg/時間<br>ボーラス投与：20 μg/回<br>ロックアウトタイム：10分 |
| アセトアミノフェン | 使用薬剤：アセトアミノフェン注射液<br>1回投与量：1,000 mg/回（体重50 kg未満は15 mg/kg）<br>投与回数：6時間ごとに1日4回投与 |
| NSAIDs | 使用薬剤：フルルビプロフェンアセチル注射液<br>1回投与量：50 mg/回　年齢，痛みの強さに応じて適宜増減<br>投与回数：1日2回まで使用可 |

- 持続投与：基礎速度ともいい，患者がボタンを押さなくても持続的に鎮痛薬が投与される設定で，作用持続時間が短い鎮痛薬の効果持続や，睡眠中に痛みで覚醒してしまうことを防ぐことを目的とする．
- ボーラス投与：患者がボタンを押したときに注入する鎮痛薬の量の設定である．
- ロックアウトタイム：患者の要求による鎮痛薬の投与間隔を制限する時間で，過剰投与にならないための安全設定である．

散見されるようになっています[4,5]．このような研究結果から，オピオイド鎮痛薬にNSAIDsを併用することに意義があると思われます．

### まとめ

1. オピオイド鎮痛薬とNSAIDs，アセトアミノフェンの作用機序は異なり，適応があれば併用が推奨されます．
2. NSAIDs，アセトアミノフェンを併用することでオピオイド鎮痛薬の投与を低減，回避することが可能となります．
3. NSAIDsとアセトアミノフェンを基礎の鎮痛薬として投与し，痛みの強さに応じてオピオイド鎮痛薬の投与の可否，投与量の設定を行います．
4. NSAIDsの併用によってレミフェンタニルの投与後の急性鎮痛耐性や痛覚過敏を予防できる可能性があります．

（山口重樹）

●Ⅱ章　応用編：どのように使うの？

●文献

1) Crews JC：Multimodal pain management strategies for office-based and ambulatory procedures. JAMA, 288：629-32, 2002
2) American Society of Anesthesiologists Task Force on Acute Pain Management：Practice Guidelines for Acute Pain Management in the Perioperative Setting：an Updated Report by the American Society of Anesthesiologists Task Force on Acute Pain Management. Anesthesiology, 116：248-73, 2012
3) Kehlet H, et al：The value of "multimodal" or "balanced analgesia" in postoperative pain treatment. Anesth Analg, 77：1048-56, 1993
4) Koo CH, et al：Influence of high-dose intraoperative remifentanil with intravenous ibuprofen on postoperative morphine consumption in patients undergoing pancreaticoduodenectomy: a randomized trial. J Clin Anesth, 35：47-53, 2016
5) Zhang L, et al：Preoperative butorphanol and flurbiprofen axetil therapy attenuates remifentanil-induced hyperalgesia after laparoscopic gynaecological surgery: a randomized double-blind controlled trial. Br J Anaesth, 117：504-11, 2016

## Q53 硬膜外鎮痛による術後痛管理にオピオイド鎮痛薬を使用すべきか

### 1. 硬膜外へのオピオイド鎮痛薬投与について

- Behar ら[1]が 1979 年に硬膜外腔へのモルヒネ投与の有効性を報告して以来, 術後痛やがん性疼痛に対してモルヒネを中心に硬膜外腔へのオピオイド鎮痛薬の投与が広く行われています. モルヒネが頻用されてきた理由としては, 水溶性であって $\mu$ 受容体によく結合するのでごく少量の投与で鎮痛効果を長く持続することができ, モルヒネの全身投与と比較して副作用を減じることが可能なためです[2].

### 2. 硬膜外へオピオイド鎮痛薬を併用する理由

- 局所麻酔薬単独による硬膜外鎮痛では, 効果範囲が不十分, 高濃度の局所麻酔薬投与に伴う運動神経遮断, 血圧低下などの問題を生じます. 硬膜外腔にオピオイド鎮痛薬を併用投与することで, 局所麻酔薬の濃度・投与量を減じる, さらに質の高い鎮痛を得ることが可能となります. そのため, 術後疼痛管理時に**硬膜外腔へオピオイド鎮痛薬を併用投与することに異論はない**はずです.

### 3. 硬膜外へ投与されるオピオイド鎮痛薬[3]

- 本邦において硬膜外腔に投与可能なオピオイド鎮痛薬はモルヒネ, フェンタニル, ブプレノルフィンです. **自己調節硬膜外投与法（自己調節硬膜外鎮痛 patient-controlled epidural analgesia；PCEA**）によるオピオイド鎮痛薬の投与が一般的です. 日本麻酔科学会医薬品ガイドライン（第 3 版 4 訂, 2017）での硬膜外腔投与の記載を以下に示します.

#### 1）モルヒネ

- 通常, 成人には 1 回量として, 2〜5 mg を生理食塩液 5〜10 mL に混ぜ

て 1 日 2 〜 3 回分割注入します．効果不十分な場合には 1 〜 2 mg ずつ追加投与しますが，24 時間で 10 mg が上限とされています．持続投与する場合は，24 時間で 2 〜 4 mg 投与するように調整します．

## 2）フェンタニル

- 添付文書では，25 〜 100 µg を単回投与し，25 〜 100 µg/時で持続投与するとありますが，本邦における臨床用量より明らかに多いと考えられます．少なくとも初期投与量はより減量し，呼吸数など患者の臨床症状を観察しながら増減する必要があります．0.5 〜 1.0 µg/kg/時で持続投与を行い，適宜 20 〜 25 µg の単回投与を行う方法が一般的です．

## 3）ブプレノルフィン

- 通常，成人には 0.1 〜 0.15 mg（2 〜 3 µg/kg）を麻酔導入後または手術中に投与します．持続投与には 0.017 mg/時（約 0.4 mg/日）ほどの量を用います．モルヒネ同様，ブピバカインやロピバカインなどの局所麻酔薬との併用も可能です．

### 4．硬膜外フェンタニル投与の実際

- 脂溶性の高いフェンタニルは，硬膜外腔に投与されると約 5 分程度で鎮痛効果を発揮しますが，吸収も速やかで効果の持続は短いとされています．硬膜外鎮痛に必要な投与量と全身投与に必要な投与量に大差ないとの報告もあります．しかしながら，**局所麻酔薬併用時にはモルヒネと比較して脳脊髄液中の頭側への移行が少ないという理由でフェンタニルが好んで使用されることが多くなっています**[4]．硬膜外フェンタニル併用鎮痛の実際を表 1 に示します．

### 5．硬膜外オピオイド鎮痛薬投与の注意点

- 硬膜外腔にオピオイド鎮痛薬を投与する際に最も考慮すべき点は，オピオイド鎮痛薬特有の副作用をいかに予防，軽減させるかです．たとえ十分な痛みの緩和が得られても，悪心・嘔吐，掻痒感，眠気，尿閉などの副作用は患者の満足度を著しく低下させます．特に，PCEA 使用に際しては，オピオイド鎮痛薬の投与が過量になり，過鎮静，呼吸抑制などの出現に注意を要し，PCEA の設定，患者監視体制を厳密に行う必要があります．

## Q53 硬膜外鎮痛による術後痛管理にオピオイド鎮痛薬を使用すべきか

表1 フェンタニルを用いたPCEAの実際

| | | 持続投与量<br>(mL/時間) | ボーラス投与<br>(mL) | ロックアウト<br>タイム<br>(分) |
|---|---|---|---|---|
| 上腹部・胸部手術 | 0.25% レボブピバカイン<br>＋1μg/mL フェンタニル | 4〜5 | 2 | 20 |
| | 0.2% ロピバカイン<br>＋2μg/mL フェンタニル | 5 | 2 | 20 |
| 下腹部手術 | 0.125% レボブピバカイン<br>＋2μg/mL フェンタニル | 5〜6 | 2〜3 | 20 |
| | 0.2% ロピバカイン<br>＋2μg/mL フェンタニル | 5 | 2 | 20 |

- 持続投与：基礎速度ともいい，患者がボタンを押さなくても持続的に鎮痛薬が投与される設定で，作用持続時間が短い鎮痛薬の効果持続や，睡眠中に痛みで覚醒してしまうことを防ぐことを目的とする．
- ボーラス投与：患者がボタンを押したときに注入する鎮痛薬の量の設定である．
- ロックアウトタイム：患者の要求による鎮痛薬の投与間隔を制限する時間で，過剰投与にならないための安全設定である．

### まとめ

1. 硬膜外腔にオピオイド鎮痛薬を併用投与することで，局所麻酔薬の濃度・投与量を減じる，さらに質の高い鎮痛を得ることが可能となります．
2. 硬膜外腔にオピオイド鎮痛薬を投与する際に最も考慮すべき点は，オピオイド鎮痛薬特有の副作用をいかに予防，軽減させるかです．
3. 硬膜外腔へのオピオイド鎮痛薬の投与に際しては，PCEAが推奨されます．

（山口重樹）

### 文献

1) Behar M, et al：Epidural morphine in treatment of pain. Lancet, 1：527-9, 1979
2) Cousins MJ, et al：Intrathecal and epidural administration of opioids. Anesthesiology, 61：276-310, 1984
3) 日本麻酔科学会：Ⅱ 鎮痛薬・拮抗薬，フェンタニルクエン酸塩．医薬品ガイドライン，第3版4訂，41-85, 2017
4) 小幡典彦ほか：術後硬膜外PCAの実際．日本臨床麻酔学会誌，30：879-91, 2010

## Q54 術中のアナフィラキシーショック，原因は何を考えるか？

### 1. アナフィラキシーの定義と分類は？

- 日本アレルギー学会の定義では，アナフィラキシーは「アレルゲン等の侵入により，複数臓器に全身性にアレルギー症状が惹起され，生命に危機を与えうる過敏反応」，アナフィラキシーショックは「アナフィラキシーに血圧低下や意識障害を伴う場合」とされています[1]．
- また，免疫学的機序を介したアナフィラキシー（IgE介在型またはIgG介在型，免疫複合体補体介在型）と非免疫学的なアナフィラキシー（免疫学的機序を介さない非特異的反応，従来のアナフィラキシー様反応）に分類されます．

### 2. 周術期アナフィラキシーの原因は？

- 周術期に発生するアナフィラキシーは，約60％が免疫学的機序によるもので，最も多いIgE介在型では，症状発現は5分以内のことが多いことが知られています．**原因としては，筋弛緩薬が最も多く，次いでラテックス，抗菌薬**が続き，この3つで90％を占めています[2]．
- 筋弛緩薬のアナフィラキシーは約50％で，その中でもロクロニウム（エスラックス®）の占める割合が多いです．筋弛緩薬の特徴としては，15〜50％は使用経験がなくても初回投与で発症することです[3]．その原因としては，筋弛緩薬でアナフィラキシーを起こした患者のIgEが4級アンモニウム基を認識することから，洗剤や化粧品に含まれる4級アンモニウム化合物に曝露し，免疫細胞が感作されていると考えられています．また，女性に多く発症しています．
- ラテックスに対するアナフィラキシーは約20％で，アレルギー反応は，IgEを介する即時型と遅延型に大別されます．果物類との交差抗原性が著明で，

● Q54 術中のアナフィラキシーショック，原因は何を考えるか？

ラテックス-フルーツ症候群として有名です．ラテックスと交差抗原性のある代表的な食物はキウイ，アボカド，バナナなどです．
- 抗菌薬のアナフィラキシーは約20％で，近年増加傾向と言われています．術前の問診が重要で，ペニシリンおよびセファロスポリンのようなβラクタム系抗菌薬が70％を占めています．周術期抗菌薬の投与時期は，アナフィラキシー原因物質の鑑別に重要です．麻酔導入時にほかの薬剤と同時に投与すると原因の推定が遅れる可能性があります．
- その他の薬剤でも発症する可能性はあります．局所麻酔薬は，添加されている防腐剤のメチルパラベンなどに対する反応が知られています．また，血管内注入に伴う局所麻酔薬中毒や注入時の迷走神経反射との鑑別が重要です．消毒薬は，クロルヘキシジンが挙げられます．麻酔中のアナフィラキシーの原因の1つとして頻度が高いとの報告もあります．また，近年はスガマデクス（ブリディオン®）の報告も散見され，注意が必要です[3]．

### 3．診断は？

- 全身麻酔時のアナフィラキシー発症時期は，約90％が導入時であり，約50％は血圧低下や循環虚脱などの循環器系の初発症状で気づきます[4]．術中は，体全体は覆布で覆われている場合が多いため，皮膚症状の確認は重要です．ただし，皮膚症状が出現しない場合もありますので注意が必要です．一方，スガマデクスの報告が増加するにつれて，発症時期も麻酔覚醒前後に増加する可能性が考えられます．
- アナフィラキシーの除外診断にはβトリプターゼの測定を行うことが推奨されています．βトリプターゼは肥満細胞が脱顆粒したときのみに血中に放出され，アナフィラキシー発症後60～90分で最高値を示し，その上昇は6時間程度持続します[5]．発症後は，治療して症状が落ち着いた後でも構いませんので，採血して血清の保存を行うことで術後診断の手助けとなります．
- アナフィラキシーの原因物質は，一度診断されるとその後の医療行為に大きな影響を及ぼします．そのため，診断は慎重に行う必要があります．

### 4．治療は？

- 発症機序に関係なく，対応は同様になります．
- 一般的な治療の第1選択は原因の除去，アドレナリン（ボスミン®）の投与，

酸素，補液であり，そのほかの治療法は成書を参考にしてください．筋弛緩薬のロクロニウムが最も疑わしい場合には，スガマデクスを投与する報告もありますが効果は不明です[6]．

### 5. 大切なことは？

- アナフィラキシーの早期診断として最も大切なことは疑うことだと考えます．原因不明の循環虚脱や呼吸障害が生じた場合には，速やかに皮膚症状などの確認が必要となります．また，さまざまな薬剤でも発症しますので，薬剤投与あるいは処置開始の時期と症状発現の時間的関係を知ることは診断確定の重要な要素になると考えられます．
- 筆者は，大量出血に伴う循環虚脱時に，アルブミン製剤を急速投与して発症したアナフィラキシーを経験しています．**さまざまな薬剤を短時間に投与する麻酔科医としては，常にアナフィラキシーを念頭に置いておく必要がある**と考えます．

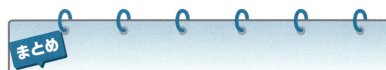

**まとめ**

1. 周術期アナフィラキシーは，筋弛緩薬，ラテックス，抗菌薬で頻度が高いと言われています．
2. 当然のことですが早期発見，治療が重要です．そのために，薬剤投与，処置開始などと症状発現の時間的関係を十分考慮し，原因を考えましょう．
3. 近年はスガマデクスによるアナフィラキシーの報告も散見されることから，麻酔覚醒時にも十分に注意しましょう．

（生田義浩）

●Q54 術中のアナフィラキシーショック，原因は何を考えるか？

●文献
1) 日本アレルギー学会，Anaphylaxis 対策特別委員会：アナフィラキシーガイドライン，日本アレルギー学会，2014
2) Simons FE, et al：World Allergy Organization Guidelines for the assessment and management of anaphylaxis. Curr Opin Allergy Ckin Immunol, 12：389-99, 2012
3) Takazawa T, et al：Sugammadex and rocuronium-induced anaphylaxis. J Anesth, 30：290-7, 2016
4) Kroigaard M, et al：Scandinavian Clinical Practice Guideline on the diagnosis, management and follow-up of anaphylaxis during anaesthesia. Acta Anaesthesiol Scand, 51：655-70, 2007
5) Payne V, et al：Mast cell tryptase: a review of its physiology and clinical significance. Anaesthesia, 59：695-703, 2004
6) Platt PR, et al：Efficacy of sugammadex in rocuronium-induced or antibiotic-induced anaphylaxis. A case-control study. Anaesthesia, 70：1264-7, 2015

## Q55 高齢者での薬物使用の注意点は？

### A

#### 1. 高齢者での薬物治療の特徴[1]

- 高齢者では，若年者に比べて副作用発生の頻度が高いことが知られています．しかも重症となることが多い特徴があります．
- 臓器予備能の低下が加齢とともに進行します．このため薬物動態に加齢による変化が生じます．特に，**薬物分布・薬物代謝・薬物排泄に変化が生じやすい**ことが知られています．**結果として過量投与となりやすい**ため，注意が必要です．
- 慢性疾患患者が多く，複数の薬剤を長期に服用している患者が多いです．このため，処方のときは重複しないように注意する必要があります．

#### 2. 高齢者での薬物療法時の注意点

- 最大血中濃度の増加が予想されます．このため投与量を減らす必要があることが多いです．
- 薬物半減期の延長が予想されます．投与間隔を延長する必要がある症例が多いです．
- 肝臓・腎臓の機能を十分に評価し，投与量を調節します．
- **使用している薬剤との相互作用には特に注意**して投与計画を立案する必要があります．

#### 3. ペインクリニックで使用頻度の高い薬物の使用上の注意[2,3]

- ベンゾジアゼピン系睡眠薬は，過鎮静，認知機能低下，せん妄，転倒・骨折などの危険性が高いです．このため，**長時間作用型の薬剤は使用を避けるべき**です．使用する場合は，最低量から使用することが推奨されています．
- メラトニン受容体作動薬・オレキシン受容阻害薬は高齢者に対するデータ

が少なく，高齢者に対する安全性は確立されていません．
- **三環系抗うつ薬は，認知機能低下・せん妄などの危険性**があるため，低用量から使用することが推奨されています．
- **非ステロイド系消炎鎮痛薬 nonsteroidal anti-inflammatory drugs；NSAIDs は，腎機能低下・上部消化管出血のリスクが高い**ことが知られています．そのため使用はできるかぎり短期間にとどめるべきです．またプロトンポンプ阻害薬 proton pump inhibitors；PPI などの併用も考慮する必要があります．シクロオキシゲナーゼ cyclooxygenase；COX-2 阻害薬は消化器の有害事象が少ないことが報告されています．
- アセトアミノフェンは腎機能・消化器に対する作用が小さいことが知られています．そのため**高齢者では，NSAIDs に代わってアセトアミノフェンの使用が推奨**されています．アセトアミノフェン使用時は，肝障害に注意が必要です．
- 酸化マグネシウムは，腎機能低下患者では特に高マグネシウム血症の危険性があるため，低用量から開始する必要があります．
- 中等度～高度の痛みにより機能障害が起こり，痛みのために QOL が障害されている高齢患者だけが麻薬系鎮痛薬の適応とされています．
- 附子含有製剤（八味地黄丸，牛車腎気丸，桂枝加朮附湯など）はコントロール不良の高血圧患者・頻脈性不整脈患者では不整脈・血圧低下などの危険性があるため，少量から開始することが推奨されます．

### 4．手術麻酔での注意点[4]

- **高齢者では，術後せん妄の危険性が高い**ことが知られています．また深い麻酔深度は，術後せん妄の危険因子であることが知られています．
- 高齢者では，麻酔深度が深くなりがちです．手術中は，BIS（bispectral index）などを用いて麻酔深度をモニターすることにより，必要以上の深い麻酔を避けることが推奨されています．

● Ⅱ章　応用編：どのように使うの？

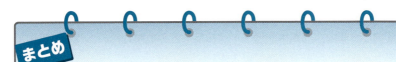

1. 高齢者では，薬物が過量になりがちで，副作用が出やすいです．
2. 少量から使用し，徐々に増量し，適量を決めていくことが大切です．

（山本達郎）

● 文献
1) 日本老年医学会，日本医療研究開発機構研究費・高齢者の薬物治療の安全性に関する研究研究班編：高齢者の安全な薬物療法ガイドライン2015，メジカルビュー社，2015
2) Abdulla A, et al：Guidance on the management of pain in older people. Age Ageing, 42：i1-i57, 2013
3) Reisner L：Pharmaological management of persistent pain in older persons. J Pain, 12：S21-9, 2011
4) Aldecoa C, et al：European Society of Anaesthesiology evidence-based and consensus-based guideline on postoperative delirium. Eur J Anaesthetiol, 34：192-214, 2017

# Q 56 新生児での薬物使用の注意点は？

## 1. 基本的留意点

- 生後 28 日までの児を新生児と定義します．新生児はおおむね 1 ～ 2 週間かけて生理的機能が胎内環境から胎外環境に適応していきます．日齢 6 までの新生児を新生児早期，日齢 7 以後を新生児後期と分類することもあります．
- 新生児は，出生体重や在胎週数によりさまざまな成熟度の児が混在しています．例えば，出生体重が同じ 2 kg であっても，在胎 34 週で出生した児（heavy-for-dates），在胎 36 週で出生した児（appropriate-for-dates），在胎 40 週で出生した児（light-for-dates）は，それぞれ成熟度が大きく異なります．体重だけに注目しても，500g の極低出生体重児から 4 kg の新生児まで，10 倍近い差があります．
- 新生児の肝機能や腎機能に代表される発達状況は，受胎後週数，出生後週数，同時に使用される薬剤，発育遅延，新生児仮死などに影響されるほか，**遺伝子の表現型**や体質，環境などによる**酵素活性**の違いもあり，大きな個人差が認められます．

## 2. 薬物動態[1,2]

- 薬物が投与された後の薬物動態は，ほかの年齢層と同様に，吸収，分布，代謝，排泄の過程に分けられます．

### 1）吸収

- 新生児ではほかの年齢層と比較して基礎輸液量が微量なため，静脈内留置カテーテルの近傍から薬剤を投与しないと，ポートから投与した薬剤が血管内に到達するまでに時間がかかり，作用発現タイミングが遅くなるほか，有効な血中濃度に到達しないことがあります．

- 薬剤によっては，輸液ラインに装着されているフィルターに吸着されたり，フィルター内に沈殿して投与速度が遅延する可能性があります．

### 2）分布
- 血漿蛋白やアルブミン値が低いことから，薬物の遊離分画が多くなり，血中濃度が低くても（投与量が少なくても）作用が強まることがあります．
- 特に早産児では血液脳関門が未熟なため，薬剤の作用が中枢神経に及びやすくなります．
- 細胞外液が多いため，分布容積が大きく，同一の体重あたり薬剤投与量で得られる血中濃度が成人や乳幼児より低くなる可能性があります．

### 3）代謝
- 新生児は肝臓の薬物代謝に関わる**酵素活性**が全般に低く，代謝に時間がかかります．薬物代謝は第1相（酸化，還元，加水分解）と第2相（抱合反応）に分けられますが，第1相に比べて第2相の発達が遅いため，中間代謝物質が蓄積して肝障害などのリスクが高まります．

### 4）排泄
- 新生児の腎機能は，生直後の正期産児では糸球体濾過量 glomerular filtration rate；GFRが $21\pm4$ mL/分/1.73 $m^2$（成人の約20％程度）ですが，生後2週で約2倍の $50\pm10$ mL/分/1.73 $m^2$（成人の40％）と急速に発達し，その後2年程度で成人とほぼ同様になります．生後1週までは水溶性薬物の腎臓からの排泄が遅延します．

## 3．代表的な麻酔薬投与時の注意点

### 1）吸入麻酔薬
- 吸入麻酔薬の作用強度を示す最小肺胞濃度 minimum alveolar concentration；MACは，おおむね成人より大きい値を示します．新生児のイソフルランのMACは成人が1.2％，在胎32週未満の早期産児は1.28％，在胎32～37週の新生児は1.41％です．新生児のセボフルランのMACは3.3％で，2歳児のMAC（2.6％）や成人（2％）より高値です．デスフルランのMACは成人が7％，新生児は9.2％です．いずれの吸入麻酔薬のMACも成人より高値を示しますが，高濃度の吸入を漫然と継続すると循環抑制を来すので，注意が必要です．

### 2）プロポフォール

- 肝でグルクロン酸あるいは硫酸抱合を受けて腎から排泄されます．新生児の気管挿管時の鎮静目的に 2.5 mg/kg をボーラス投与した報告などがあります[3]．新生児はクリアランスが遅く反復投与や持続投与により蓄積が起こりやすいと考えられるため，全身麻酔の維持を目的とする新生児へのプロポフォール持続投与は推奨されません．特に生後 1 週間以内の新生児へのプロポフォールのボーラス投与の反復あるいは持続投与は避けるのがよいでしょう．

### 3）チアミラール

- 新生児は血漿蛋白が低く遊離チオペンタールの割合が多くなります．循環器系に問題のない新生児の麻酔導入量は 4 〜 5 mg/kg です．

### 4）ミダゾラム

- 新生児は小児や成人と比較して単回静注時の半減期が約 6 時間と長く，クリアランスは成人の半分以下と低いほか，大きな個人差が認められます．単回静注量は 0.05 〜 0.2 mg/kg，追加を要するときは，初回量の半量から同量を投与します．持続投与量は 0.06 〜 0.2 mg/kg/時．新生児・低出生体重児への投与で痙攣・ミオクローヌス様発作，血圧低下がみられることがある点に注意が必要です．

### 5）フェンタニル

- フェンタニルの代謝産物は活性を持たず，ごく少量が代謝されずに腎から排泄されますが，多くは肝臓で代謝されます．出生時はフェンタニルの代謝が未成熟ですが，その後飛躍的に増加します．正期産新生児のクリアランスは成人の 70 〜 80％で，生後およそ 2 週間程度で成人のレベルに到達します．新生児に対するフェンタニル投与量はボーラス投与で 0.5 〜 2 μg/kg，持続静注として 0.5 〜 2 μg/kg/時が用いられます．鎮痛に要する量と呼吸抑制をきたす量の差があまりないため，術後鎮痛に自発呼吸下で用いる際は，呼吸状態を綿密に観察し，いつでも呼吸補助・人工呼吸ができる体制を備えておく必要があります．

### 6）レミフェンタニル

- 血液や組織中のエステラーゼにより分解されて尿に排泄されるため，新生児に投与した場合も成人同様に代謝は速やかで，腎機能や肝機能に依存しません．分布容積とクリアランスがいずれも小児や成人の 2 倍程度ありますが，

排泄半減期はあまり変わらず，同程度の血中濃度を得るためには持続投与速度を年長児より速く設定する必要があります．持続投与は 0.25 〜 0.5 μg/kg/分で開始し，バイタルサインを確認しながら侵襲強度に応じて増減します．徐脈や血圧低下を認めることがありますが，多くの場合は投与速度の減速と輸液負荷，アトロピン投与で対応できます．筋硬直による換気困難に陥る可能性が指摘されています[4]．

## 7）筋弛緩薬

- 新生児の神経筋接合部は未熟で，吸入麻酔薬を併用すると成人の約 50 〜 70％の体重あたり初期投与量（ベクロニウム：70 μg/kg，ロクロニウム：0.3 mg/kg）で気管挿管に十分な筋弛緩が得られます．分布容積が大きく，ベクロニウム 100 μg/kg 投与後は作用が 1 時間程度持続し，小児の 34 分と比較すると作用時間と回復時間が 2 倍程度延長します．

## 8）スガマデクス

- 報告例は限られていますが，新生児でも成人同様に 4 mg/kg の投与により，2 分以内にロクロニウムによる深い筋弛緩状態（四連刺激への反応なし，テタヌス刺激後カウントで 1 〜 2 回の単収縮確認）から回復することが示されています[5]．

## 9）局所麻酔薬

- 新生児に対するラセミ体ブピバカインの最大投与量は，単回投与で 1.5 〜 2.0 mg/kg，持続投与では 0.2 mg/kg/時とされます．新生児に対するロピバカインの最大投与量は，単回投与で 3 mg/kg，持続投与で 0.2 〜 0.4 mg/kg/時まで，血中濃度が危険域に達することなく安全に使用できたと報告されていますが[6]，ラセミ体ブピバカインの最大投与量を超過しないほうがより安全です．

## 10）アセトアミノフェン[7]

- 新生児は分布容積が増大しているほか，未熟児のアセトアミノフェンのクリアランスは 0.7 L/時/70 kg と大幅に低下しており，正期産児では 5 L/時/70 kg（成人の約 40％），その後 1 歳までにおおむね成人の値に近づきます．大量投与により新生児でもアセトアミノフェンの代謝産物が肝毒性を示します．経口投与ではクリアランスが低いため正期産新生児では投与間隔を 8 〜 12 時間と長めにして 10 〜 15 mg/kg（1 日最大量：正期産児と受胎後週数 32 〜 34 週の早期産児は 45 〜 60 mg/kg，受胎後週数 28 〜 32 週の

早期産児は 25 〜 40 mg/kg）を用います．直腸内投与では吸収が遅いために高用量を用います．

## 11）NSAIDs[7]

- 新生児期は分布容積が増大しているほか，薬剤クリアランスの成熟過程はアセトアミノフェンと同様です．

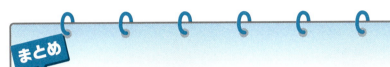

**まとめ**

1. 新生児の薬物代謝は，受胎後週数や発育状況，遺伝子表現型や体質，環境などによる酵素活性の違いもあり，大きな個人差が認められます．
2. 特に日齢6までの新生児早期は臓器発達が未熟で，薬物の作用時間が延長することがまれではありません．
3. 新生児に薬剤を投与する際は，投与時のみならず，投与終了後も作用が遷延する可能性を考えて，必要時に速やかに呼吸・循環のサポートができる体制のもとで綿密なバイタルサインの観察を行うことが大切です．

（水野圭一郎）

## ●文献

1) Anderson BJ, et al：The pharmacology of anaesthetics in the neonate. Best Pract Res Clin Anaesthesiology, 24：419-31, 2010
2) Smits A, et al：Pharmacokinetics of drugs in neonates：pattern recognition beyond compound specific observations. Curr Pharm Des, 18：3119-46, 2012
3) Ghanta S, et al：Propofol compared with the morphine, atropine, and suxamethonium regimen as induction agents for neonatal endotracheal intubation：a randomized, controlled trial. Pediatrics, 119：e1248-55, 2007
4) Joshi GP, et al：A comparison of the remifentanil and fentanyl adverse effect profile in a multicenter phase IV study. J Clin Anesth, 14：494-9, 2002
5) Carlos RV, et al：Rocuronium and sugammadex in a 3 days old neonate for draining an ovarian cyst. Neuromuscular management and review of the literature. Braz J Anesthesiol, 66：430-2, 2016
6) Berde CB：Toxicity of local anesthetics in infants and children. J Pediatr, 122：S14-20, 1993
7) Jacqz-Aigrain E, et al：Pain control：non-steroidal anti-inflammatory agents. Semin Fetal Neonatal Med, 11：251-9, 2006
8) 日本麻酔科学会：麻酔薬および麻酔関連薬使用ガイドライン，第3版，2016

## Q57 幼児での薬物使用の注意点は？

### 1. 基本的留意点

- 小児の成長・発達は出生後〜2歳までが特に顕著です．
- 成長に伴って体組織に占める水分，脂肪，蛋白質の割合が変化するほか，肝臓や腎臓などの薬物代謝に関わる重要臓器の成熟が進むことで，薬剤の分布や代謝，排泄が影響されます．

### 2. 薬物動態[1]

- 薬物が投与された後の薬物動態は，吸収，分布，代謝，排泄の過程に分けられます．

#### 1) 吸収

- 経口投与の場合，新生児〜2歳までは胃内 pH が中性に近く，アセトアミノフェンやフェノバルビタールなどの弱酸性薬物はイオン化が強くなり，生体内利用率が低下します．

#### 2) 分布

- 体内水分量は年齢とともに減少し，体脂肪は年齢とともに増加します．
- 水溶性薬剤の**分布容積**は若年が大きく，体重あたりの初回投与量が多くなります．脂溶性薬剤の**分布容積**は水溶性薬剤ほど成人との差は認められません．
- 乳児は血漿蛋白やアルブミン値が成人より低いことから，薬物の遊離分画が多くなり，作用が強く出ることがあります．

#### 3) 代謝

- 2歳以降の小児は薬物代謝に関する酵素活性がおおむね成熟し，肝臓や腎臓が体重に占める割合が成人より大きいため，体重あたりの用量が成人量の2倍程度になることがあります．

**表1 プロポフォールのステップダウン投与例**

| 月齢・年齢 | 投与開始からの時間 | | | | | |
|---|---|---|---|---|---|---|
| | 0～10分 | 10～20分 | 20～30分 | 30～40分 | 40～50分 | 1時間以後 |
| 3ヵ月未満 | 25 | 20 | 15 | 10 | 5 | 2.5 |
| 3～6ヵ月 | 20 | 15 | 10 | 5 | 5 | 2.5 |
| 6～12ヵ月 | 15 | 10 | 5 | 5 | 5 | 2.5 |
| 1～3歳 | 12 | 9 | 6 | 6 | 6 | 6 |

投与量：mg/kg/時
(Steur RJ, et al：Paediatr Anaesth, 14：462-7, 2004 より引用)

### 4) 排泄
- 腎機能は生後2週間で急速に発達し，2歳程度で成人とほぼ同様になります．尿細管分泌機能も1歳前後で成熟します．

## 3. 代表的な麻酔薬投与時の注意点

### 1) 吸入麻酔薬[2]
- 吸入麻酔薬の作用強度を示す最小肺胞濃度 minimum alveolar concentration；MACは，おおむねすべての吸入麻酔薬で成人より大きい値を示します．
- セボフルランのMACは新生児～2ヵ月までが3.3％，1歳以上が2.5％と，成長に伴って減少します．
- イソフルランのMACは3ヵ月～1歳までが1.8％，1～4歳までが1.6％です．
- 高濃度の吸入を漫然と継続すると循環抑制を来すので，注意が必要です．

### 2) プロポフォール[3]
- 乳児・小児の麻酔導入に必要なプロポフォール投与量は2～5 mg/kgと，成人と比較して高用量になります．麻酔維持に必要なプロポフォール投与量も，年齢が若いほど高用量が必要になります（表1）．
- プロポフォールによる鎮静後に乳酸アシドーシス，治療抵抗性の徐脈と心停止を来す**プロポフォール注入症候群**が報告されています．ミトコンドリアにおける脂質代謝障害に基づく機序が示唆されている以外に詳細な原因は不明ですが，高用量・長時間の投与，小児，頭部外傷，痙攣重積，上気道感染，

カテコラミン投与，ステロイド投与，糖摂取不足などが発症の危険因子と考えられています．
- 小児では体重あたり投与量が成人と比較して多量になるため，特に長時間の麻酔ではほかの鎮静薬などと組み合わせるなど，プロポフォール投与量の低減を図ることが望ましいとされています．

### 3) チアミラール
- 小児のチアミラールの排泄半減期は成人の約半分（小児：6.1 時間，成人 12.0 時間），クリアランスは成人の約 2 倍（小児：6.6 mL/kg/分，成人 3.1 mL/kg/分）です．
- 麻酔導入に必要な投与量は，乳児は 7 ～ 8 mg/kg，1 歳以上の小児は 5 ～ 6 mg/kg です．

### 4) ミダゾラム
- 乳児早期はクリアランスが低く，1 歳頃から高くなりますが，大きな個人差が認められます．
- 小児は成人よりも高用量が必要となることがまれではありません．
- 乳児・幼児への単回静注量は 0.05 ～ 0.1 mg/kg，追加を要するときは，初回量の半量から同量を投与します．持続投与量は 0.06 ～ 0.2 mg/kg/時です．

### 5) フェンタニル[4]
- フェンタニルのクリアランスは 1 ヵ月～ 1 歳までが 18.1 mL/分/kg，1 歳～ 5 歳までが 11 mL/分/kg，10 ～ 14 歳までが 7 mL/分/kg，分布容積はそれぞれ 4.4L/kg，3.1L/kg，1.9L/kg と乳児で高値を示し，排泄半減期はそれぞれ 233 分，244 分，208 分で，乳幼児で軽度延長します．
- フェンタニル投与量はボーラス投与で 0.5 ～ 2 μg/kg，持続静注として 0.5 ～ 2 μg/kg/時が用いられます．
- 術後鎮痛に用いる際は，呼吸状態を綿密に観察し，いつでも呼吸補助・人工呼吸ができるように備えておく必要があります．

### 6) レミフェンタニル
- 血液や組織中のエステラーゼにより分解されて尿に排泄されるため，腎機能や肝機能に依存せず，すべての年代を通して代謝は速やかです．
- 2 歳までの乳幼児は分布容積とクリアランスが成人の 2 倍程度ありますが，排泄半減期はあまり変わらず，同程度の血中濃度を得るためには持続投与速

度を成人より速く設定する必要があります．
- 持続投与は 0.25 〜 0.5 μg/kg/分で開始し，バイタルサインを確認しながら侵襲強度に応じて増減します．
- 徐脈や血圧低下を認めることがありますが，多くの場合は投与速度の減速と輸液負荷，アトロピン投与で対応できます．筋硬直による換気困難に陥る可能性が指摘されています．

### 7）筋弛緩薬
- 非脱分極性筋弛緩薬の投与量は小児（2 〜 12 歳）で多くなる傾向があり，乳児では効果発現までの時間が短く，作用時間も延長する傾向があります．
- 例えば，ロクロニウム 0.6 mg/kg（$ED_{95}$ の 2 倍）を投与したときの効果発現時間は乳児で 37.5 秒，小児で 48.0 秒と大きな差は認められませんが，四連刺激による T1 が 25％に回復するまでの時間は乳児が 41.9 分，小児が 26.7 分と，乳児で延長します．吸入麻酔薬と併用すると 0.3 mg/kg で気管挿管に十分な筋弛緩が得られます．

### 8）スガマデクス
- 年齢による投与量の違いはなく，ロクロニウムによる筋弛緩作用の拮抗に必要な投与量は乳幼児でも成人と同様です．

### 9）局所麻酔薬
- 乳幼児を含む小児へのブピバカイン，レボブピバカイン，ロピバカインの最大単回投与量は 3 mg/kg，リドカインは 5 mg/kg，アドレナリン添加リドカインは 7 mg/kg とされています．
- 最大持続投与量は，ブピバカイン，レボブピバカイン，ロピバカインは 6 ヵ月以上の小児で 0.4 〜 0.5 mg/kg/時，6 ヵ月未満の乳児は 0.2 〜 0.25 mg/kg/時，リドカインは 6 ヵ月以上の小児で 1.6 mg/kg/時，6 ヵ月未満の乳児は 0.6 mg/kg/時とすることが推奨されています．

●Ⅱ章 応用編：どのように使うの？

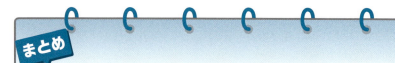

1. おおむね生後6ヵ月までの乳児期早期は，薬物代謝に関する酵素活性や腎機能が成熟していないため，薬物の代謝・排泄が遅れる傾向があります．必要時に速やかに呼吸・循環のサポートができる体制のもとで綿密なバイタルサインの観察を行うことが大切です．
2. 生後6ヵ月を過ぎると，体内水分割合の変化とともに肝臓と腎臓の機能が成熟して体重に占める割合が成人と比べて相対的に大きくなるため，体重あたりに換算した薬剤投与量は成人より多く必要になることがあります．
3. 個人差が大きいため，薬剤の作用や副作用を考慮に入れて，綿密に患児を観察することが大切です．

（水野圭一郎）

●文献
1) Lu, H et al：Developmental pharmacokinetics in pediatric populations. J Pediatr Pharmacol Ther, 19：262-76, 2014
2) Eger EI 2nd：Age, minimum alveolar anesthetic concentration, and minimum alveolar anesthetic concentration-awake. Anesth Analg, 93：947-53, 2001
3) Chidambaran V, et al：Propofol：a review of its role in pediatric anesthesia and sedation. CNS Drugs, 29：543-63, 2015
4) Ziesenitz VC, et al：Pharmacokinetics of Fentanyl and Its Derivatives in Children: A Comprehensive Review. Clin Pharmacokinet, 57：125-49, 2018
5) 日本麻酔科学会：麻酔薬および麻酔関連薬使用ガイドライン，第3版，2016

# Q58 妊婦での薬物使用の注意点は？

## 1. 基本的留意点

- 妊娠の有無にかかわらず，不必要・安易な薬剤投与は厳に慎むべきですが，治療が必要な妊婦への薬剤投与が控えられることにより，妊婦に不利益を与えることは回避しなくてはなりません．
- 妊婦に投与した薬剤が胎児に与える影響に関する情報をもとに，妊婦が受ける利益と胎児が受ける不利益（胎児治療目的の場合は逆）について，それぞれ考える必要があります（表1）．
- 妊娠に伴う母体の変化により，薬物動態が変化する点に注意します（表2）．
- 妊婦に投与した薬剤の胎児への作用は胎盤通過性により影響されます（表3）．

## 2. 妊娠週数による胎児への影響

- 受精後2週間（妊娠3週6日まで）は，薬物の影響によって胎芽が死亡する（流産）可能性がありますが，死亡しなければ薬物による奇形は発生しません（all or none）．妊娠が継続していれば，この時期に投与された薬物の影響は考えなくて構いません．
- 妊娠4週0日～7週6日までは胎芽と呼ばれ，中枢神経系や心臓，消化器，四肢などの重要臓器・器官が発生・分化します．薬物の影響を最も受けやすい時期になります（**絶対過敏期**）．ただし，催奇形性が証明されている薬物は抗てんかん薬，抗悪性腫瘍薬，抗甲状腺薬，ハンセン病治療薬，ビタミンA剤，葉酸代謝拮抗薬，経口抗凝固薬などに限られます．
- 妊娠8週0日～妊娠12週6日までは，胎児の重要臓器・器官の形成が終了し，生殖器の分化や口蓋の閉鎖などが起こる時期です．薬物への感受性は次第に低下しますが，アミノグリコシド系抗結核薬，テトラサイクリン系抗

## 表1　妊婦に薬剤を投与する際に考慮すべきポイント

- 薬物動態：妊娠による母体の変化に伴う薬物動態の理解
- 催奇形性：胎児の奇形発生の回避
- 胎児毒性：胎児の成長・発達への悪影響（子宮内発育遅延など）の回避
- 子宮収縮：流産・早産の回避（子宮への影響：子宮収縮・血流への影響）

## 表2　妊婦の薬物動態の特徴

- 妊娠初期の悪阻：経口投与困難
- 消化管蠕動低下に伴う吸収低下
- 循環血漿量増加
- 血漿蛋白（アルブミン）低下
- 糸球体濾過量増加

## 表3　胎児への影響に関与する因子：胎盤通過性

- 薬物の濃度勾配による単純拡散（受動輸送）：母体血中濃度が高いほど通過しやすい
- 分子量：小さいほど通過しやすく，分子量1,000以上は通過しにくい
- 脂溶性：高いほど通過しやすい
- イオン化傾向：低いほど通過しやすい
- 蛋白結合率：低いほど通過しやすい
- 能動輸送：ビタミンやアミノ酸など．免疫グロブリンは分子量が大きいが，能動輸送により胎盤を通過する
- 胎盤代謝：プレドニゾロンは胎盤内で代謝され不活化される

生物質，アンジオテンシン変換酵素（ACE）阻害薬，アンジオテンシンⅡ受容体拮抗薬（ARB），抗潰瘍薬など，口蓋や外性器の形態異常を起こしうる薬物があります（**相対過敏期**）．

- 妊娠13週0日以降は，器官形成は完了していて形態異常は起こりません．催奇形性のリスクは解消しますが，**胎児毒性**（胎児の発育抑制，機能的異常，羊水過少による子宮内環境の悪化，出生後の発育・発達への悪影響）を考慮する必要があります．

### 3．周術期に麻酔科で使用する薬剤について

- 周術期に麻酔科医が使用する薬剤に催奇形性が証明されているものはありま

● Q58 妊婦での薬物使用の注意点は？

せんが，安全性が証明されているわけではありません．
- 薬剤投与により呼吸抑制，循環抑制（血圧低下，母体徐脈）などが生じると，子宮血流が減少するなど胎児に悪影響を与える可能性があります．

①チアミラール：催奇形性を示唆する報告はありません．
②プロポフォール：催奇形性を示唆する報告はありません．出産直前に高用量を投与すると出生直後の新生児の呼吸抑制をもたらす可能性があります．
③デクスメデトメジン：分子量は小さいが蛋白結合率が高く，胎盤通過性は低いと考えられます．催奇形性に関するデータがなく安全性は確立していません．
④ミダゾラム：一時問題となった催奇形性は否定されています．出産直前に高用量を投与すると出生直後の新生児の筋力低下・呼吸抑制をもたらす可能性があります．
⑤オピオイド：催奇形性はないと考えられており，妊娠を継続する手術で比較的安全に使用できると考えられます．出産直前に高用量を投与すると出生直後の新生児の呼吸抑制をもたらす可能性があります．
⑥ケタミン：催奇形性はないと考えられていますが，用量依存性に子宮収縮作用を示すとの報告があります（否定する報告もあります）．少量（1 mg/kg 程度）であれば問題なく使用できると思われますが，高用量の使用は避けたほうがよいでしょう．
⑦吸入麻酔薬：胎盤通過性はありますが，催奇形性はないと考えらます．
⑧筋弛緩薬：脱分極性，非脱分極性のいずれも胎盤通過性は低く，催奇形性・胎児毒性はないと考えられます．
⑨スガマデクス：胎盤通過性はほとんどなく，催奇形性・胎児毒性はないと考えられます．
⑩局所麻酔薬：催奇形性を示唆する報告はありません．
⑪昇圧薬：特に合併症のない妊婦では，徐脈を伴わない場合はフェニレフリン，徐脈を伴う場合はエフェドリンを第 1 選択薬とするのが一般的です．
⑫ NSAIDs：妊娠初期は特に制限ありませんが，インドメタシン，ジクロフェナクナトリウムなどの非ステロイド性抗炎症薬 nonsteroidal anti-inflammatory drugs；NSAIDs を妊娠後期に使用すると，胎児動脈管が収縮することにより胎児に悪影響を与える可能性があるほか，胎児循環遺残，羊水過少，新生児壊死性腸炎などが報告されています．

⑬アセトアミノフェン：妊娠時期にかかわらず，臨床での使用例が豊富で，第1選択の鎮痛薬です．

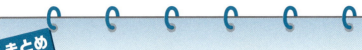

1. 妊婦に薬剤を投与する際は，母体への薬理作用に加えて，胎児が影響される催奇形性，胎児毒性，子宮収縮などの作用を考慮して，必要な薬剤のみを使用します．
2. 効能が同じであれば，妊婦への使用経験が多く，より安全性が高いと考えられる薬剤を使用します．
3. 必要な薬剤の投与を控えることで，母体や胎児に不利益を及ぼすことがないようにします．
4. 児娩出を目的とせず妊娠継続を図る場合，麻酔導入から執刀までの時間や手術時間が短縮できるように工夫して，薬剤投与量が必要最小限となるように配慮します．
5. 薬剤の直接作用としての催奇形性，胎児毒性だけではなく，全身管理中の母体の呼吸抑制・循環抑制が胎児に与える悪影響を考えて，母体の全身状態の安定を図ることが大切です．

（水野圭一郎）

● 文献
1) 日本産科婦人科学会，日本産婦人科医会編・監：医薬品の妊娠中投与による胎児への影響について尋ねられたら？　産婦人科診療ガイドライン―産科編 2017，日本産科婦人科学会，2017
2) 松岡健太郎：産科医療における基礎知識．伊藤真也ほか編，薬物治療コンサルテーション 妊娠と授乳，改訂2版，南山堂，2014
3) 植木隆介ほか：周産期薬理学：麻酔薬の胎盤通過性を中心に．奥富俊之ほか編，周産期麻酔，克誠堂出版，2012

# 索　引

## 欧　文

### 記号

α刺激薬　51
$β_1$受容体　66
$β_1$選択性　67
$β_2$受容体　66
β刺激薬　51
βブロッカー　66

### a

AT Ⅲ　99
ATP依存性$K^+$チャネル　61

### c

Compound A　112
context-sensitive half-time　149
COX　28, 30, 103
COX-1　28, 30
COX-2　28, 30, 31
COX-2阻害薬　205
CSHT　8, 12
cyclooxygenase　103
CYP2C9　96

### d

diffusion hypoxia　145
DOAC　99

### e

effect-site equilibration time　147
ENIGMA trial　145
Evaluation of Nitrous Oxide in the Gas Mixture for Anesthesia trial　145

### f

Fallot四徴症　68

### h

HES　87
HES70　89
HES130　88

### i

in-outバランス　83

### l

L型カルシウムチャネル　70

### m

MAC　2, 133
MEP　122
monitored anesthesia care　133
motor evoked potential　122

### n

$Na^+$チャネル遮断作用　78
NMDA受容体　18, 194
NSAIDs　28, 29, 30, 31, 32, 34, 35, 188, 190, 191, 192, 193, 194, 195

### o

OPCAB　177

### p

PCEA　198, 199
PDE-Ⅲ阻害薬　55
phase Ⅰブロック　36
phase Ⅱブロック　37
PONV　122
PT-INR　96

### r

respiratory sparing effect　155

221

## s

SAM　174
second gas effect　144
systolic anterior motion　174

## t

TAP ブロック　140
target controlled infusion　126, 129
TCI　126, 129
thromboxane A$_2$　103
TIVA　129
TOF 比　157
train-of-four ratio　157
TXA$_2$　103

## v

VIMA　122, 129

## 和　文

## あ

悪性高熱症　121
亜酸化窒素　118
アスピリン　103
アスピリンジレンマ　105
アスピリン喘息　105
アスピリンの休薬　106
アセチルコリン感受性 K$^+$ チャネル　74
アセトアミノフェン　32, 33, 34, 35, 188,
　189, 190, 191, 192, 193, 194, 195, 205, 220
アドレナリン　53, 171
アドレナリン作動性受容体　51
アトロピン　74
アナフィラキシー　200
アピキサバン　100
アラキドン酸カスケード　104
アンチトロンビンⅢ　99
アンデキサネット アルファ　101

## い

イソフルラン　118, 126, 208, 213

イダルシズマブ　101
一酸化窒素　58
インドメタシン　219

## う

運動誘発電位　122

## え

エスモロール　67
エドキサバン　100
エフェドリン［塩酸塩］　166, 219

## お

オピオイド　219
オピオイド受容体　24, 25, 27
オピオイド鎮痛薬　188, 191, 192, 193, 194,
　195, 197, 198
オルプリノン　56
オレキシン受容体阻害薬　204
温室効果ガス　6
温暖化対策　6

## か

外因系凝固　93
拡散性低酸素血症　145
肝機能障害　108, 151

## き

機械式自己調節鎮痛法　188
拮抗性鎮痛薬　24, 25, 26, 27
客観的評価方法　47
急性オピオイド耐性　150
急性鎮痛耐性　194, 195
吸入麻酔薬　125, 219
凝固因子　92
強心性血管拡張薬　55
局所麻酔薬　78, 219
局所麻酔薬中毒　80
局所麻酔薬による刺激伝導抑制作用　78
局所麻酔薬の心毒性　79

筋緊張性ジストロフィー　160
筋弛緩モニター　157, 158
筋弛緩薬　200, 219

## く

区域麻酔　184

## け

経静脈的自己調節鎮痛法　192
激発活動　72
ケタミン　219
血液脳関門　11
血栓塞栓症　95

## こ

効果部位濃度　11
抗凝固薬　184
抗菌薬　200
抗血小板薬　103
甲状腺クリーゼ　68
硬膜外腔　197, 198, 199
硬膜外麻酔　137
呼吸抑制　22, 150

## さ

サードスペース　85
催奇形性　217
再分布　9
左室流出路狭窄　68
残存筋弛緩　47

## し

ジアゼパム　14
シクロオキシゲナーゼ　28, 103
ジクロフェナク［ナトリウム］　189, 190, 219
自己調節硬膜外鎮痛　197
支燃性　6
シバリング　150
ジヒドロピリジン（DHP）系　70

収縮期前方運動　174
重症筋無力症　163
皺眉筋モニタリング　157
主観的評価方法　47
術後早期回復促進策　192
術後鎮痛　192
術後疼痛　188
術中覚醒　149
硝酸イソソルビド　58
硝酸薬　181
静脈麻酔薬　125
徐脈　150
ジルチアゼム　64, 71
腎機能障害　22, 30, 151
心筋虚血　181
心筋収縮　72
神経障害性疼痛　19
神経内分泌反応　149
腎不全　112

## す

スガマデクス　39, 44, 114, 210, 215, 219
スキサメトニウム　36, 153

## せ

舌根沈下　22
セボフルラン　2, 117, 125, 126, 208, 213
セレコキシブ　190
先天性QT延長症候群　68

## た

胎児毒性　218
（麻酔薬の）代謝　108
胎盤通過性　217
代用血漿　87
多角的鎮痛　188, 191, 192, 193, 194, 195
脱感作性ブロック　37
ダビガトラン　100
蛋白結合率　112

## ち

チアミラール　209, 214, 219
蓄積作用　154

## つ

痛覚過敏　194, 195

## て

デキサメタゾン　141
デクスメデトメジン　219
デスフルラン　2, 117, 126, 208
電位依存性カルシウムチャネル　70

## と

ドパミン　52, 170
ドブタミン　52, 170
トロンボキサン$A_2$　103

## な

内因系凝固　91

## に

ニカルジピン　64, 70
ニコチン性アセチルコリン受容体　163
ニコランジル　61, 182
二次ガス効果　144
二次止血　91
ニトログリセリン　58

## ね

ネオシネジン　178
ネオスチグミン　43

## の

ノルアドレナリン　51, 169, 178

## は

肺血栓栓塞症　184
肺高血圧　174
バソプレシン　171

## ひ

非ステロイド系消炎鎮痛薬　28
ビタミンK　95
人プロトロンビン複合体　97
ヒドロキシエチルスターチ（デンプン）　87

## ふ

フェニレフリン［塩酸塩］　166, 219
フェンタニル　113, 147, 188, 189, 197, 198, 199, 209, 214
フォンダパリヌクス　99
腹横筋膜面ブロック　140
副交感神経遮断作用　74
ブピバカイン　79, 210, 215
ブプレノルフィン　197, 198
フルマゼニル　15
フルルビプロフェン　190
フルルビプロフェンアキセチル　189
プロスタグランジン　103
プロプラノロール　68
プロポフォール　125, 126, 209, 213, 219
プロポフォール注入症候群　213
分布容積　112

## へ

平滑筋収縮　72
閉塞性無呼吸　22
ベクロニウム　39, 153, 210
ベラパミル　64, 71
ベンゾジアゼピン系睡眠薬　204

## ほ

包接　44
母指内転筋モニタリング　157
ホスホジエステラーゼ（PDE）Ⅲ阻害薬　114, 171

## ま

麻酔前投薬　15

麻薬及び向精神薬取締法　18

## み
ミダゾラム　14, 113, 127, 209, 214, 219
ミルリノン　56

## む
ムスカリン性アセチルコリン受容体　74

## め
メラトニン受容体作動薬　204

## も
モルヒネ　113, 197

## や
薬物相互作用　96
薬物動態　207, 212

## ゆ
輸液浮腫　85

## よ
四連反応比　157

## ら
ラテックス　200
ランジオロール　67

## り
リドカイン　79, 215
リバーロキサバン　100
臨界容量仮説　2
リンゲル液　82

## れ
レボブピバカイン　137, 141, 199, 215
レミフェンタニル　113, 147, 194, 195, 209, 214

## ろ
ロイコトリエン　104
ロキソプロフェン　189, 190
ロクロニウム　39, 114, 153, 210, 215
ロピバカイン　137, 141, 199, 210, 215

## わ
ワルファリン　95
ワルファリンの拮抗　97
ワルファリンの休薬　95

```
検印省略
```

## 麻酔科で使う薬の疑問58

定価（本体 4,000円＋税）

2018年5月6日　第1版　第1刷発行
2019年6月9日　　同　　第2刷発行

| 編　者 | 山本　達郎 |
|---|---|
| 発行者 | 浅井　麻紀 |
| 発行所 | 株式会社 文光堂 |

　　　　〒113-0033　東京都文京区本郷7-2-7
　　　　TEL (03)3813-5478 (営業)
　　　　　　(03)3813-5411 (編集)

Ⓒ山本達郎, 2018　　　　　　　　印刷・製本：広研印刷

乱丁，落丁の際はお取り替えいたします．

ISBN978-4-8306-2846-7　　　　　　Printed in Japan

・本書の複製権，翻訳権・翻案権，上映権，譲渡権，公衆送信権（送信可能化権を含む），二次的著作物の利用に関する原著作者の権利は，株式会社文光堂が保有します．
・本書を無断で複製する行為（コピー，スキャン，デジタルデータ化など）は，私的使用のための複製など著作権法上の限られた例外を除き禁じられています．大学，病院，企業などにおいて，業務上使用する目的で上記の行為を行うことは，使用範囲が内部に限られるものであっても私的使用には該当せず，違法です．また私的使用に該当する場合であっても，代行業者等の第三者に依頼して上記の行為を行うことは違法となります．
・JCOPY〈出版者著作権管理機構 委託出版物〉
　本書を複製される場合は，そのつど事前に出版者著作権管理機構（電話03-5244-5088, FAX 03-5244-5089, e-mail : info@jcopy.or.jp）の許諾を得てください．